고기 먹는 채식

건강한 식생활의 정답

고기 먹는 채식

주선태 지음

知&you
지앤유

저자의 말

근래에 우리나라에 불고 있는 채식열풍은 그 열기가 가히 대단하다. TV를 포함한 각종 언론에서 현대병의 원인을 육식 위주의 서구식 식생활이라고 지목한 결과이다. 그 결과, 건강을 위해서는 콜레스테롤이 없는 식물성 식품을 섭취하는 것이 좋다고 대중에게 잘못 알려지면서 채식인구가 급증하고 있다.

이미 국내에도 완전채식비건을 하는 인구가 60만 명을 넘어섰고, 우리나라 국민의 1/5이 채식 위주의 식사를 하는 것으로 조사되고 있다. 채식이 자신의 건강뿐만 아니라 동물복지 및 지구환경 보호에도 좋다는 인식이 퍼지면서 한우고기 홍보대사였던 유명 연예인이 채식주의를 선언하고 나서는 웃지 못 할 일도 벌어졌다. 그리고 급기야 중증 고혈압이나 당뇨병 환자일지라도 현미밥 채식을 목숨 걸고 하면 치료될 수 있다고 주장하는 의사도 등장하여 세간의 주목을 받았다. 그런데 과연 정말 대다수

국민들이 진실처럼 믿고 있는 '채식=건강식'이라는 인식은 맞는 것일까?

결론부터 말하자면, 고기를 포함한 동물성 식품을 절대로 먹지 않는 채식은 고혈압이나 당뇨병 환자의 치료식으로는 적당할지 모르나 결코 일반인들을 위한 건강식이 될 수 없다. 어떤 육류도 의도적으로 먹지 않는 채식은 지독한 편식이다. 서구인들에 비해 고기를 많이 먹지도 않는 한국인들이 인스턴트식품이나 패스트푸드에서 비롯된 저급한 영양의 과다 섭취로 발생한 문제를 영양 구조가 불균형한 채식으로 만회하려고 하고 있는 작금의 현상은 아이러니 그 자체다.

우리는 채식이나 곡채식이 건강식이라는 인식을 바꿔야 한다. 동물성 지방이 건강에 좋지 않다는 미국식 영양학으로부터 해방돼야 한다. 진짜 문제가 되는 지방은 자연식품인 고기 속에 들어 있는 지방이 아니라 트랜스지방처럼 가공된 지방임을 알아야 한다.

건강한 장수를 누리는 대부분의 사람들은 고기의 맛을 즐길 줄 알고 주기적으로 고기를 먹으며 풍요로운 삶을 살아간다. 고기단백질은 세상에 존재하는 식품단백질 중 인간의 건강을 지킬 수 있는 가장 훌륭한 단백질이다. 우리 몸을 구성하고 생명활동을 수행하는 물질들이 모두 단백질로 이루어지는데, 현존하는 식품단백질 중 고기단백질보다 더 우리 체내 단백질과 유사한 것은 없기 때문이나.

그러므로 목숨까지 걸어 가며 채식을 고집하면 절대로 건강한 장수를 할 수 없다. 진정한 건강식단은 채식과 육식이 조화를 이룬 식단이다. 진짜 건강한 식생활의 정답은 '고기 먹는 채식'이다.

이 책이 나오기까지 도움을 주신 많은 분들께 감사드린다. 누구보다 초청강연회 등을 통해 격려해주시고 조언해주신 대한민국의 축산인들, 특히 한우농가와 양돈농가들에게 감사드린다. 또한 이 책의 집필을 위한 자료조사와 원고정리를 도와준 경상대학교 축산학과 식육과학연구실 연구원들에게 감사의 마음을 전한다.

2015년 3월

필로 주선태

차 례

제3부
고기 먹는 채식

부록
고기박사 필로 교수가 설명하는
고기 다루는 법과 굽는 법

고기박사 필로 교수가 추천하는
고기 요리 레시피

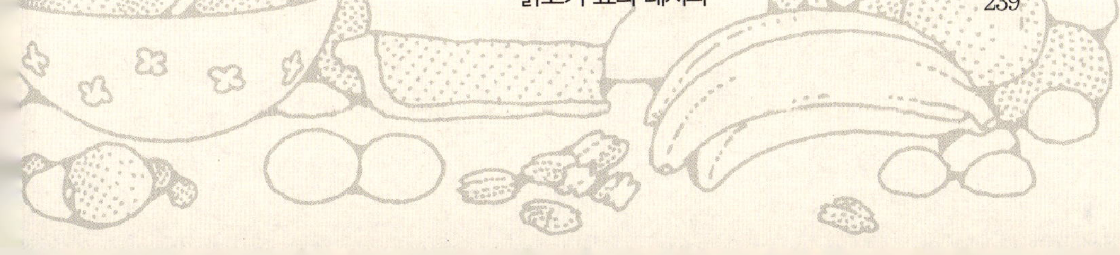

제1부

채식은 정답이 아니다

우리나라처럼 채식을 잘하는 나라는
고기를 지금보다 조금 더 많이 먹을 필요가 있다.

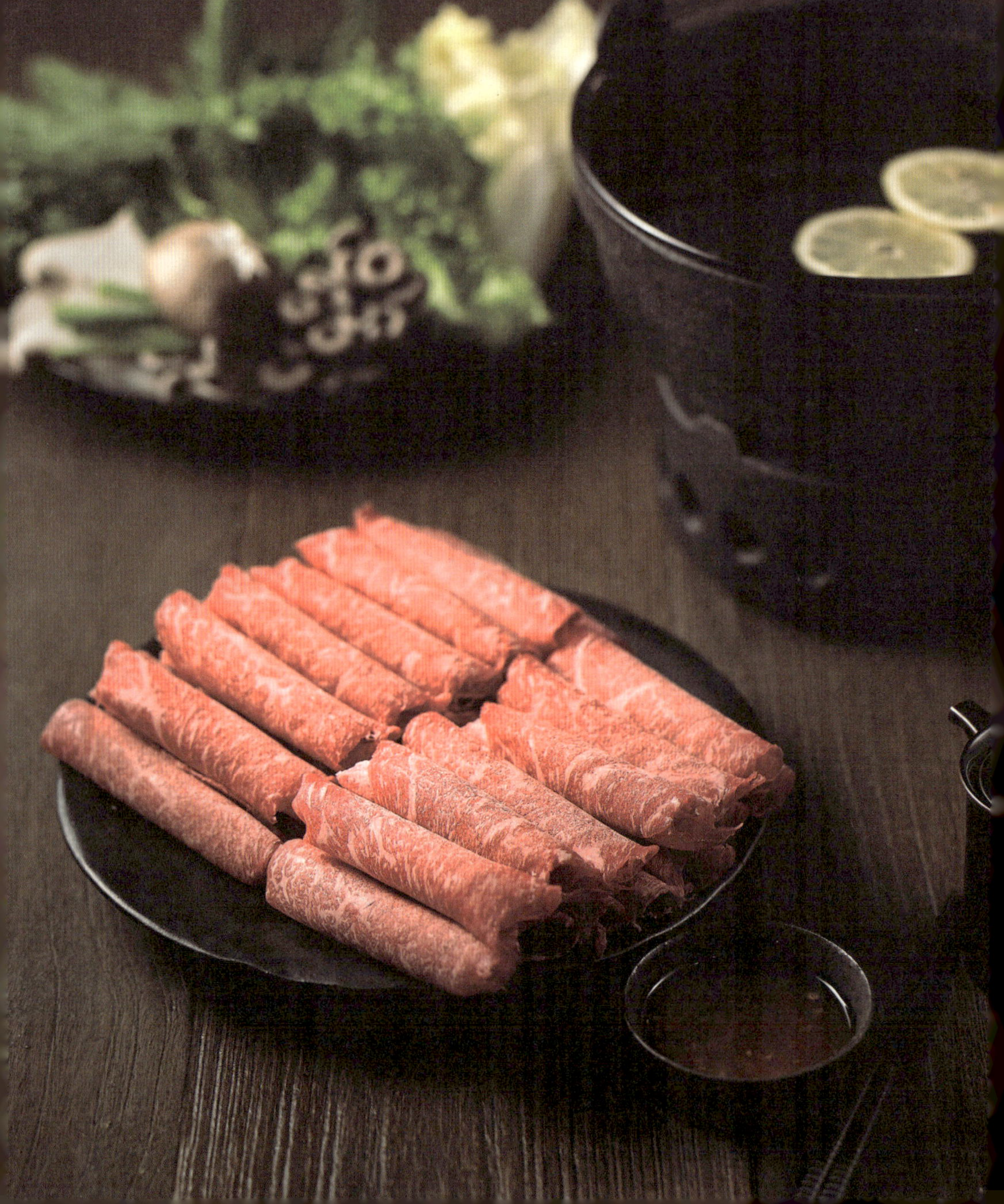

MY FAVORITE ANIMAL IS STEAK

내가 가장 좋아하는 동물은 스테이크이다.

- Fran Lebowitz

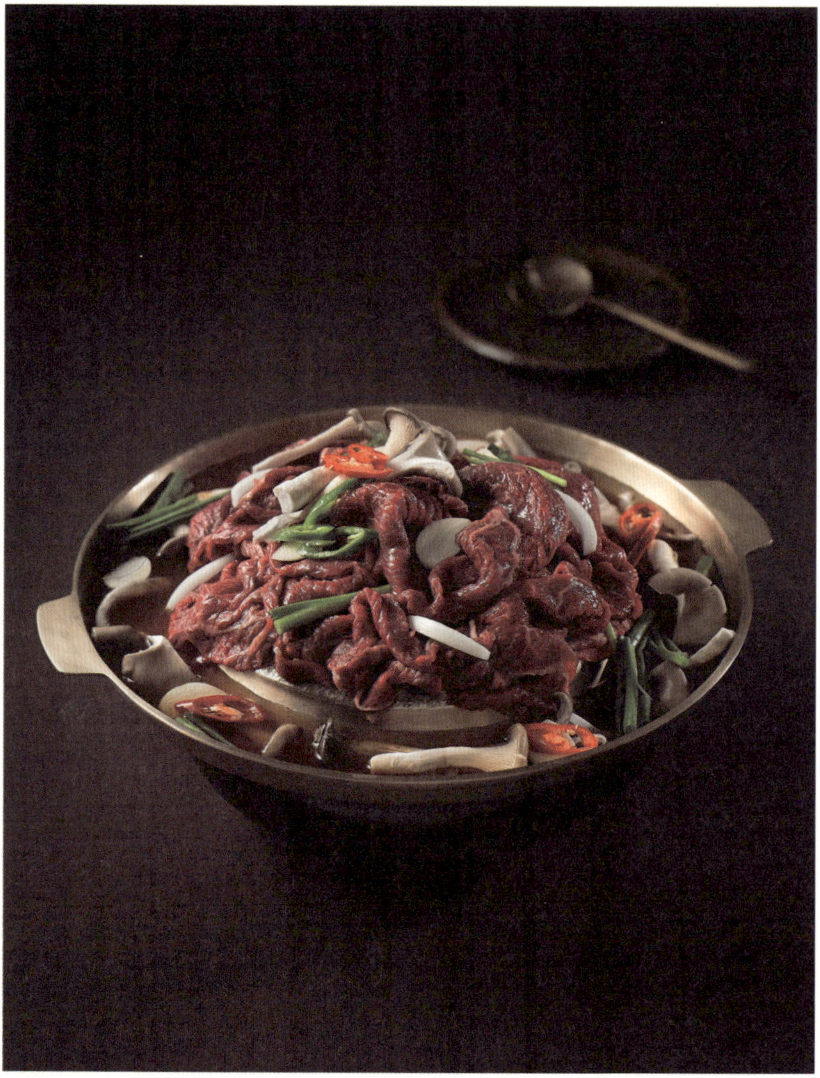

I

채식이 무조건 좋은 것은 아니다

채식주의자들이나 동물보호운동가들 또는 환경운동가들은 채식의 장점을 홍보하기 위해 육식이나 축산의 단점을 침소봉대할 때가 많다. 공장식 축산으로 발생한 분뇨와 같은 축산폐기물들은 지구의 환경을 오염시키고, 가축에게 마구잡이로 주사한 성장호르몬과 항생제 등은 고기에 축적되어 건강에 해롭다고 말한다. 또한 그들의 말에 따르면 고기를 생산하기 위해 길러지는 가축들은 제 수명도 못 누릴뿐더러 사육과정도 혹독하다. 고기를 생산하는 가축들이 에너지 낭비를 최소화하기 위해 좁은 공간에서 인공적으로 제조된 사료를 먹고 자라기 때문에 육식은 너무나 잔인하고 비도덕적이라는 것이다.

그러나 채식주의자들이 육식을 잔인하고 나쁘다고 하는 것은 자기모순이다. 식물도 동물과 마찬가지로 살아 있는 생명이기 때문이다. 생명과학적으로 보면 식물은 동물보다 나중에 진화한 고등생명이다. 동물과 달리 식물은 이산화탄소와 물 그리고 최소한의 미네랄만으로도 자신이 필요한 모든 유기화합물을 만들어 생명을 유지한다. 그래서 유전자 수도 동물보다 많다. 동물과 마찬가지로 식물도 생명체이기 때문에 위협을 느끼거나 상처를 받으면 당연히 고통을 느낀다. 단지 고통에 몸부림을 치거나 비명을 지르는 것이 우리의 눈에 보이지 않고 귀에 들리지 않을 뿐이다. 따라서 채식주의자들이 동물을 먹는 것은 잔인하고 식물을 먹는 것은 괜찮다고 하는 것은 자기모순이다.

환경적으로 육식은 장점도 많다. 소나 양 같은 반추동물은 인간이 소화할 수 없는 셀룰로오스를 활용하는 능력이 놀랍다. 반추동물의 위에 기생하는 박테리아는 강하게 결합되어 있는 셀룰로오스를 분해해서 소화 가능한 포도당으로 만든다. 그러니까 소나 양은 우리 인간이 소화할 수 없는 식물을 양질의 영양성분으로 전환시켜

주는 유익이 있다. 그러므로 채식주의자들이나 환경운동가들의 주장처럼 인류가 무작정 육식을 포기한다면 우리가 자연에서 얻을 수 있는 식량의 양도, 거기에서 얻을 수 있는 영양성분의 양도 그만큼 줄어들게 되는 것이다.

근래 미국을 위시한 서구의 여러 나라에서 채식주의가 크게 인기를 끈 이유는 지나친 육식으로 인해 발생한 사회적 문제 때문이다. 미국인은 하루에 섭취하는 칼로리의 약 43%를 지방으로 섭취한다. 미국의 인구는 세계인구의 1/15에 불과하지만 미국인들은 지구에서 생산되는 고기의 1/3을 먹는다. 이렇게 고기를 많이 먹는 미국인들은 건강을 위해 고기 섭취량을 줄이고 채식의 양을 늘리는 것이 필요하다.

문제는 우리나라다. 한국인이 하루에 섭취하는 열량에서 지방이 차지하는 비율은 평균 19% 정도다. 세계보건기구WHO의 권장량인 30%보다는 훨씬 적고 한국영양학회의 권장량인 20%와는 매우 근접한 수준이다. 한국인의 고기 섭취량은 미국의 1/3에 불과하다. 건강한 장수를 위해서는 지금보다 고기를 조금 더 먹어야 하는 상황인데도 불구하고 채식열풍이 강하게 불고 있는 것이다. 우리나라는 그렇지 않아도 채식을 잘하고 있는데, 채식이 지금보다 더 지나치게 되면 큰 문제에 직면할 수 있다.

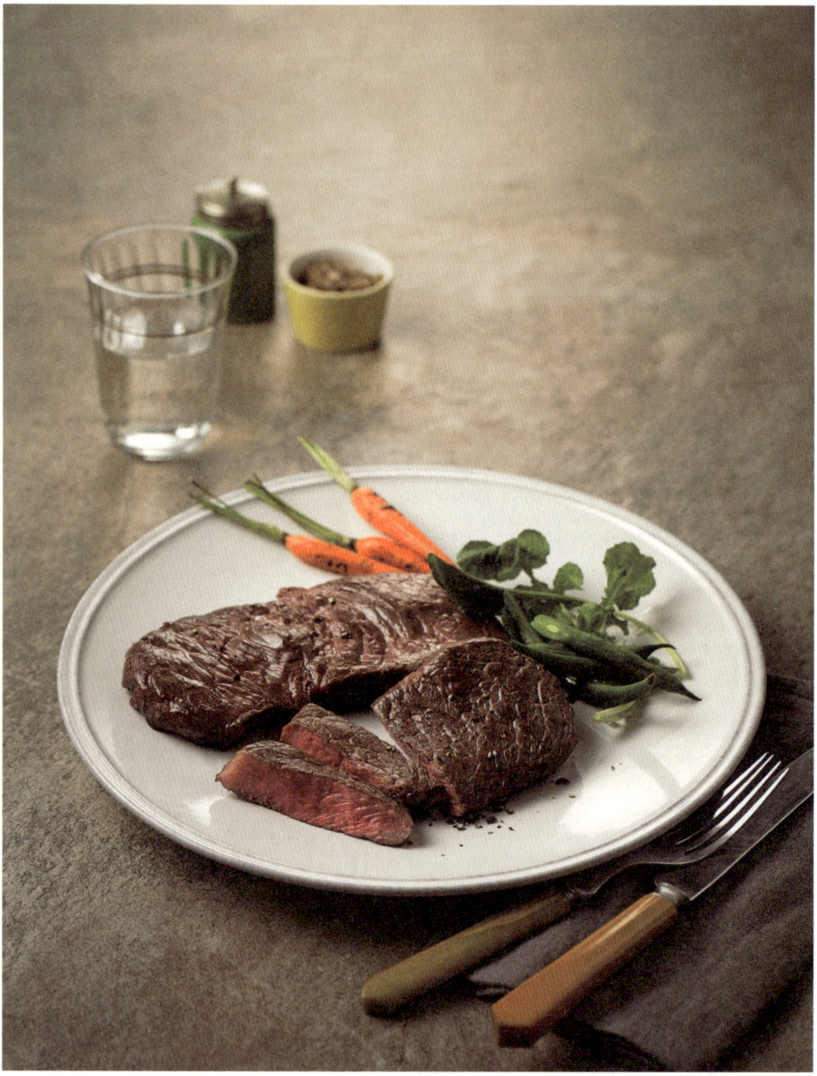

채식이 지나치면 섬유소가 위장벽을 상하게 하고, 소화를 방해하고, 장 내에서 무기질의 흡수를 방해할 수 있다. 채소에 함유되어 있는 아질산이 과잉으로 섭취될 수 있으며, 빈혈이나 결석의 발생 가능성도 높아질 수 있다. 또한 장기간 곡채식을 할 경우, 종종 과식이나 폭식 등 불규칙한 식사가 이루어지면 당의 흡수와 소화에 문제가 생겨 당뇨의 위험성이 높아질 수 있다. 또 나트륨의 과다섭취가 유도되고 나쁜 콜레스테롤로 알려지고 있는 LDLlow density lipoprotein, 저밀도콜레스테롤수치의 증가로 동맥경화의 위험도 높아질 수 있다.

최근 채식이 오히려 혈전 생성률이나 동맥경화증 발병률을 높인다는 연구결과들이 속속 발표되고 있다. 이런 연구들에 따르면, 채식주의자들은 철분과 아연, 비타민 B12, 오메가-3 지방산 등 혈관건강과 관련한 중요한 영양소들이 결핍되어 있다고 한다. 반면, 혈중 호모시스틴homocysteine이 높고 좋은 콜레스테롤로 알려지고 있는 HDLhigh density lipoprotein, 고밀도콜레스테롤수치는 낮아 심혈관계 질환이 발병할 위험성이 높아진다고 한다.

또 여성 채식주의자의 경우에는 배란이 잘 되지 않는다는 연구결과도 있다. 채식을 하면 혈중 에스트로겐 및 기타 수태능력과 연관된 호르몬 수치가 낮아지기 때문이라고 한다. 특히 과일과 같이 고섬유소가 함유되어 있는 식품을 다량 섭취할 경우에는 난소가 난자를 배출하지 못하는 '무배란 생리주기'가 발병할 위험이 높아진다고 한다. 미국의 환경운동가이자 극렬 채식주의자였던 리어 키스는 그녀의 책 《채식의 배신》 서두에서 "16살에 채식을 시작한 지 세 달 만에 생리가 끊겼다."라고 고백한다.

채식을 하면 철분, 칼슘, 아연 등의 미네랄이 부족하기 쉽다. 이런 미네랄들은 모두 고기에 풍부하게 들어 있는 것들이다. 식물성단백질에는 필수아미노산이 한 가지 이상 부족하게 들어 있어 영양학적으로 완전하지 못하다. 하지만 고기에는 모든 필수아미노산이 충분히 들어 있다. 또 고기에는 식물성 식재료에는 없는 영양소가 있는데 바로 콜레스테롤과 비타민 B12다. 따라서 진짜 건강을 위한다면 채식에 고기를 더해 먹어야 한다.

채식 식단을 구성하는 채소들은 무기질 함량도 각각 다르다. 따라서 채식으로 영양성분을 골고루 섭취하려면 서로 간에 부족한 영양성분이 무엇인지 계산해서 부족한 영양성분을 상쇄할 수 있는 식재료를 찾아 식단을 짜야 한다. 하지만 아무리 채식 식단을 잘 짠다 할지라도 영양성분의 소화와 흡수에서 효율성이 낮다는 문제가 남아 있다. 이러한 점에서 임신부나 모유를 먹이는 산모, 또 성장기 학생들이나 식사량이 부족한 노인들은 채식을 할 때 특히 주의가 필요하다.

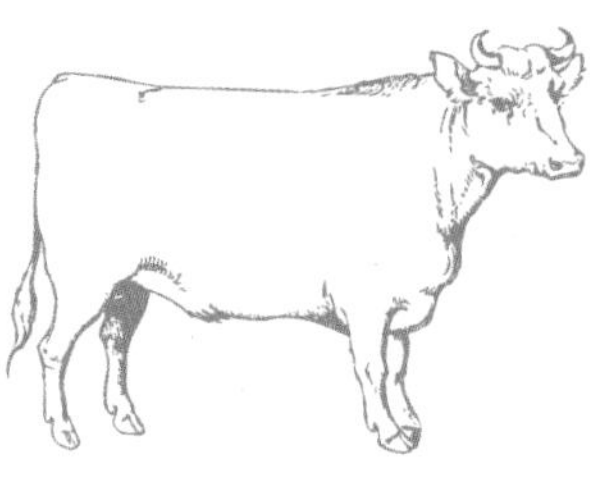

인간은 잡식동물

채식주의자들은 인간이 육식동물보다 초식동물에 가깝다고 말한다. 원래 인간은 육식동물이 아니었다는 것이다. 또 동양인은 서양인에 비해 장이 길어 육식에 부적합하다고 말한다. 육식을 하면 성질이 짐승처럼 난폭해지고 수명이 단축된다고도 말한다. 급기야 고기는 산성식품이라 우리 몸을 망가트리지만 채식의 식재료들은 알칼리성이라 좋다고 한다.

인간이 육식동물보다 초식동물에 가깝다고 주장하는 사람들은 인간의 위액 산도pH가 초식동물과 유사하다는 점을 강조한다. 인간이나 초식동물은 위액의 산도와 침의 산도가 알칼리성인데 반해, 육식동물의 위액 산도와 침의 산도는 산성이기 때문에 사람은 초식동물에 가깝다는 것이다. 하지만 인간의 위액 산도는 약산성이라고 할 수 있으며 소나 양처럼 위가 4개나 있지 않다.

또 인간과 초식동물의 치아나 내장의 구조가 비슷하다는 점도 자주 강조된다. 인간의 어금니는 초식동물처럼 평평하고 턱뼈의 구조도 식물을 잘 씹을 수 있도록 되어 있다는 것이다. 게다가 인간과 초식동물의 장腸의 구조는 구불구불하고 울퉁불퉁하게 되어 있지만, 육식동물은 섭취한 고기를 빨리 통과시키기에 편리하도록 파이프 모양으로 되어 있다는 점을 들어 인간은 초식동물에 가깝다는 주장이다. 정말 그럴듯하게 들리는 말이다.

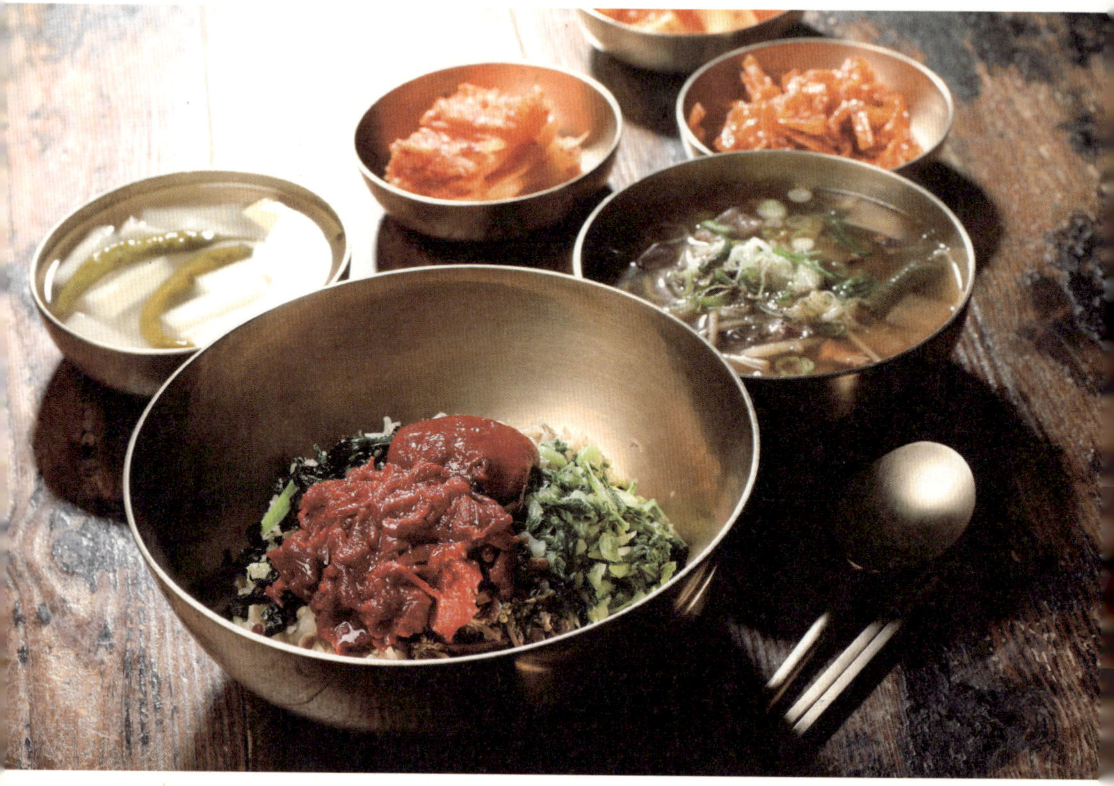

그러나 진화론자들이 말하는 과학적 사실은 이와 많이 다르다. 구석기 시대의 유물들은 인간이 약 250만 년 전부터 고기를 먹기 시작했다는 것을 잘 보여 주고 있다. 고기를 다루는 데 사용했던 돌도끼나 돌칼 등과 같은 각종 도구들은 구석기인들이 육식을 했다는 것을 반증하고 있는 것이다.

인간은 원래 육식동물이었다고 주장하는 과학자들은 원인猿人의 치아가 육식동물의 이빨과 비슷하다는 사실을 증거로 내세운다. 인간의 치아는 신석기 시대의 농경사회로 접어들어 잡식성의 생활을 하면서 그에 맞게 진화됐다는 것이다. 더욱이 인간의 위나 장 등 소화기관의 크기나 길이가 초식동물에 비해 작고 짧은 것도 인간이 원래 육식동물이었다는 것의 강력한 증거라고 말한다.

생물학적 관점에서 인간은 잡식성 동물로 분류된다. 우리의 조상들은 수렵으로 육식거리를 구했고 채집으로 채식거리를 얻었다. 우리 조상들은 바다에서 조개류, 해조류, 생선류 등을 원시적인 방법으로 채집했고 수렵으로 야생짐승들의 고기를 획득하여 식재료로 삼았다. 상고 시대 한반도에 거주하던 생활인들의 유적에서는 조개더미들이 많이 발견되는데, 이들 조개류는 그 종류가 30여 종에 이르며, 여기에 도미, 삼치 등의 생선 및 고래나 물개의 뼈도 발견된다. 또한 수렵으로 얻은 식량으로는 사슴과 멧돼지가 있으며, 여기에 소와 말도 포함되어 당시의 식생활이 육식 위주의 형태였음을 짐작하게 한다.

인류의 식생활이 잡식으로 바뀐 것은 기원전 4천~1만 년 전, 즉 구석기에서 신석기와 청동기 시대로 전환되는 기간에 이루어졌다. 수렵이동에서 농경정착으로 전환된 것이 잡식의 계기가 됐는데, 이로 인해 식생활뿐만 아니라 질병의 양상도 달라졌다. 칼슘의 부족으로 인한 골다공증, 철분 결핍으로 인한 빈혈 등 수렵시절에는 없었던 새로운 질환이 발생한 것이다.

더욱 흥미로운 점은 육식 위주의 생활을 했던 구석기 시대의 사람들이 농경 시대가 시작된 신석기 시대나 청동기 시대 사람들보다 체구가 훨씬 컸다는 점이다. 구석기 시대 남성의 평균 신장은 177.2cm이지만 청동기 시대가 시작되면서 평균 키가 166cm로 작아진다. 우리나라는 특히 고려 시대에 불교가 국교가 된 이래 육식을 금하고 곡채식 위주의 식사가 주를 이루게 됐다. 본격적인 농경사회가 되면서 다양한 영양성분이 골고루 들어 있던 식단이 당과 전분이라는 단일 영양식으로 대체된 것이다. 이것은 정말 불행한 과거다. 곡물 위주의 식생활은 우리 조상들의 키와 체격을 작아지게 만들었을 뿐만 아니라 몸을 약하게 만들었다. 이렇듯 식습관의 변화가 질병의 종류뿐만 아니라 체형이나 체구까지 변화시킨 것이다.

요즘 우리가 믿고 있는 건강관련 상식에 비춰 보면, 채식을 주로 하고 먹거리가 풍족했던 신석기 시대 사람들이 육식을 주로 했던 구석기 시대 사람들에 비해 더 건강해야 한다. 그런데 선사 시대 유골을 비교하면 신석기인은 구석기인보다 체구도 작고 감염성 질환

등 질병에 걸린 흔적도 많이 발견된다. 이런 증거들은 과연 무엇을 의미하는 것일까?

역사적으로 봐도, 또 현대 영양학적 지식을 동원해 봐도 채식만으로는 인간의 건강을 책임지지 못한다. 채식 식단은 필수아미노산, 비타민, 미네랄 등 각종 영양성분이 부족하기 때문에 특히 한창 성장기의 아이들이나 면역력이 떨어지는 중장년층에게는 득보다 실이 훨씬 많은 식단이다.

그러므로 곡채식을 너무나 잘하고 있는 대한민국은 이 같은 채식의 영양불균형을 보완하기 위해, 또 건강한 장수와 풍요로운 삶을 위해 지금보다 고기를 더 많이 먹어야 한다. 그런데 이런 주장을 TV 방송에 나가 펼치면 채식주의자들은 기겁을 하고 일반인들도 충격을 받는다. 채식은 건강에 이롭고 육식은 해롭다고 막연하게 생각하기 때문이다. 21세기 대한민국에 사는 누구나 육식이 비만의 원인이자 각종 성인병의 주범이라고 알고 있는데, 고기를 지금보다 더 먹으라고 하니 마치 비싼 돈 들여 건강을 해치자는 말로 들리는 것이다.

현재 과학 정보의 홍수 속에서 살고 있는 현대인들은 어떤 과학적 지식을 믿고 행동할 것인가에 대해 심각하게 고민해야 한다. 자신의 믿음에 따라 건강을 망치는 교만한 우를 범할 수도 있고, 또 건강을 지키는 현명한 생활습관을 만들 수 있기 때문이다.

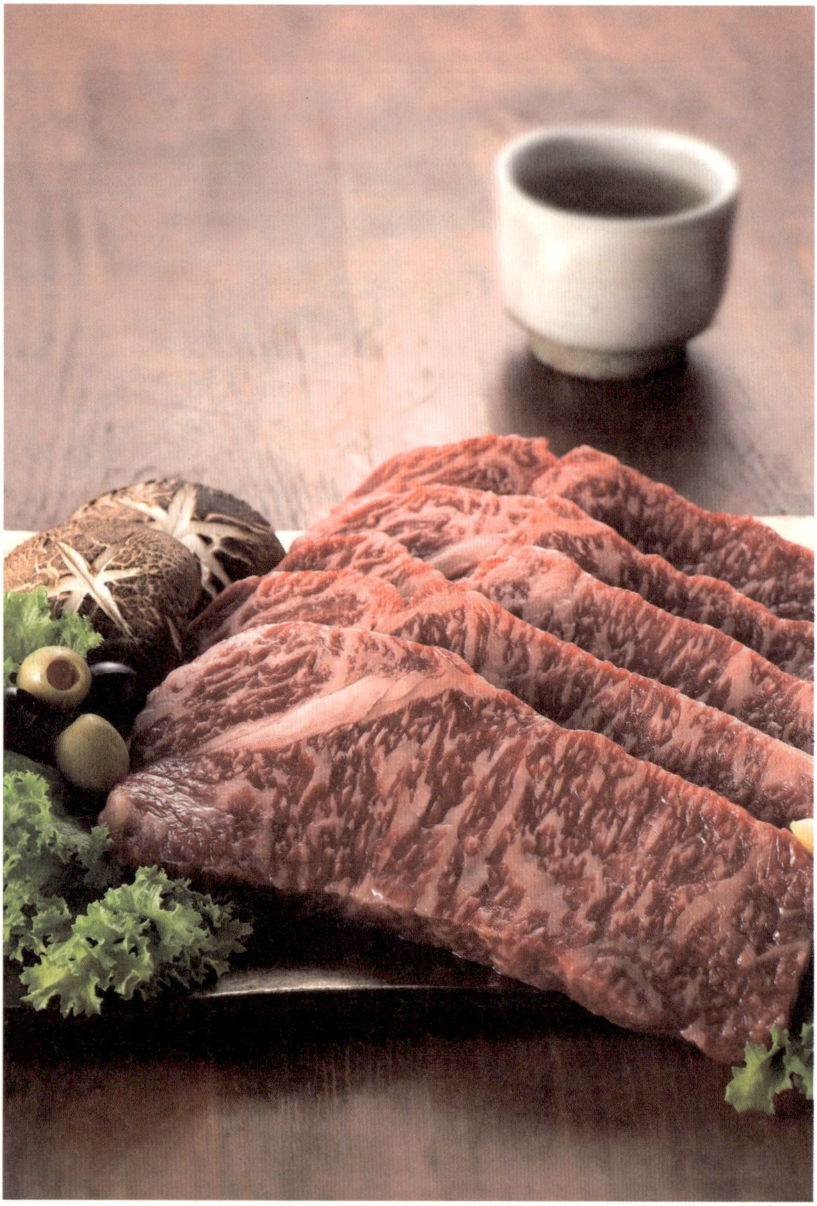

II

채식은 수명을 단축시킨다

고기의 섭취량이 많지 않고 곡채식의 식단이 주류를 이루고 있는 대한민국의 진짜 문제는 동물성지방의 섭취가 아니라 지나치게 많은 나트륨 섭취량이다. 한식 위주의 식사를 하는 우리나라 국민들의 나트륨 섭취량이 지나치게 높다는 것은 이미 잘 알려진 사실이다. 그런데 이런 식단에 고기가 첨가되면 나트륨의 섭취를 줄일 수 있을 뿐만 아니라 나트륨을 체외로 빠르게 배출시켜 고혈압을 예방하는 데 큰 도움을 준다.

채식으로 나트륨 섭취가 증가되면 혈관건강에 문제가 생긴다. 식물성 식재료의 간을 맞추기 위해 첨가되는 염분의 나트륨이 혈관벽의 세포에 축적되면 세포는 수분을 흡수하여 팽창한다. 그 결과 혈관벽이 두꺼워져서 혈관의 내측이 좁아지게 된다. 만약 세포 내에 쌓인 나트륨이 바깥으로 나가면 세포 밖에 있는 칼슘과 교환이 일어나서 세포 내에 칼슘이 증가한다. 이렇게 세포 내에 칼슘이 증가하면 혈관벽은 다시 칼슘으로 두꺼워지고 혈관의 내경은 더욱더 좁아져 고혈압의 원인이 될 뿐만 아니라 혈관벽이 탄력을 잃고 붕괴되기 쉽다.

그런데 다행히도 최근의 연구결과들은 양질의 단백질을 풍부히 가지고 있는 고기를 섭취하면 식염에 의한 고혈압의 피해를 예방하고 유전적인 소인이 있는 뇌졸중도 방지할 수 있다고 밝히고 있다. 즉, 고기와 같은 양질의 단백질이 풍부한 식사를 하면 고탄수화물의 채식을 한 것에 비해 나트륨이 재빠르게 소변으로 배출된다. 따라서 체내에 나트륨이 축적되지 않아 고혈압이 예방되고, 결과적으로 뇌졸중도 방지된다는 말이다.

이처럼 고기 속에 들어 있는 양질의 고기단백질은 혈관을 탄력 있게 만들고 튼튼하게 유지한다. 더욱이 메치오닌 같이 유황을 함유한 아미노산, 즉 함유아미노산이 뇌졸중의 발병을 억제하고 혈압을 강하하는 효과가 있는 것으로 알려져 있다. 함유아미노산은 교감신경을 억제하는 효과가 있는데, 교감신경은 스트레스를 받으면 자극되어 심장의 활동을 왕성하게 만든다.

일반적으로 스트레스에 민감한 사람이 고혈압에 걸리기 쉬운데, 교감신경의 자극에 의해 분비되는 호르몬이 동맥경화를 촉진하고 심근경색을 초래한다. 하지만 고기에 함유되어 있는 함유아미노산은 교감신경을 억제하고, 혈압의 상승이나 심장박동수의 급격한 증가를 억제하는 효과가 있다.

우리의 신체를 이루고 있는 모든 세포는 한 번 생성되면 평생 가는 것이 아니다. 인간은 1,000억 개의 뇌세포를 가지고 태어나지만 출생 후부터 매일 10만 개의 뇌세포가 죽어 간다. 물론 혈관을 이루고 있는 세포도 생성과 퇴화를 반복하기는 마찬가지이다. 따라서 영양이 충분히 공급되지 않으면 혈관을 이루고 있는 세포는 퇴화만 되고 새로운 세포를 만들어 내지 못해 문제가 발생한다.

사람은 나이가 60세가 넘어가면 신진대사 능력이 약화되기 시작한다. 따라서 중장년층이 되면 정상적인 영양을 공급받는다고 할지라도 젊은 사람들에 비해 단백질의 합성이 원활하게 이루어지지 않는다. 그 결과 근육의 양이 감소되고 혈관벽이 얇아진다. 그러니 나

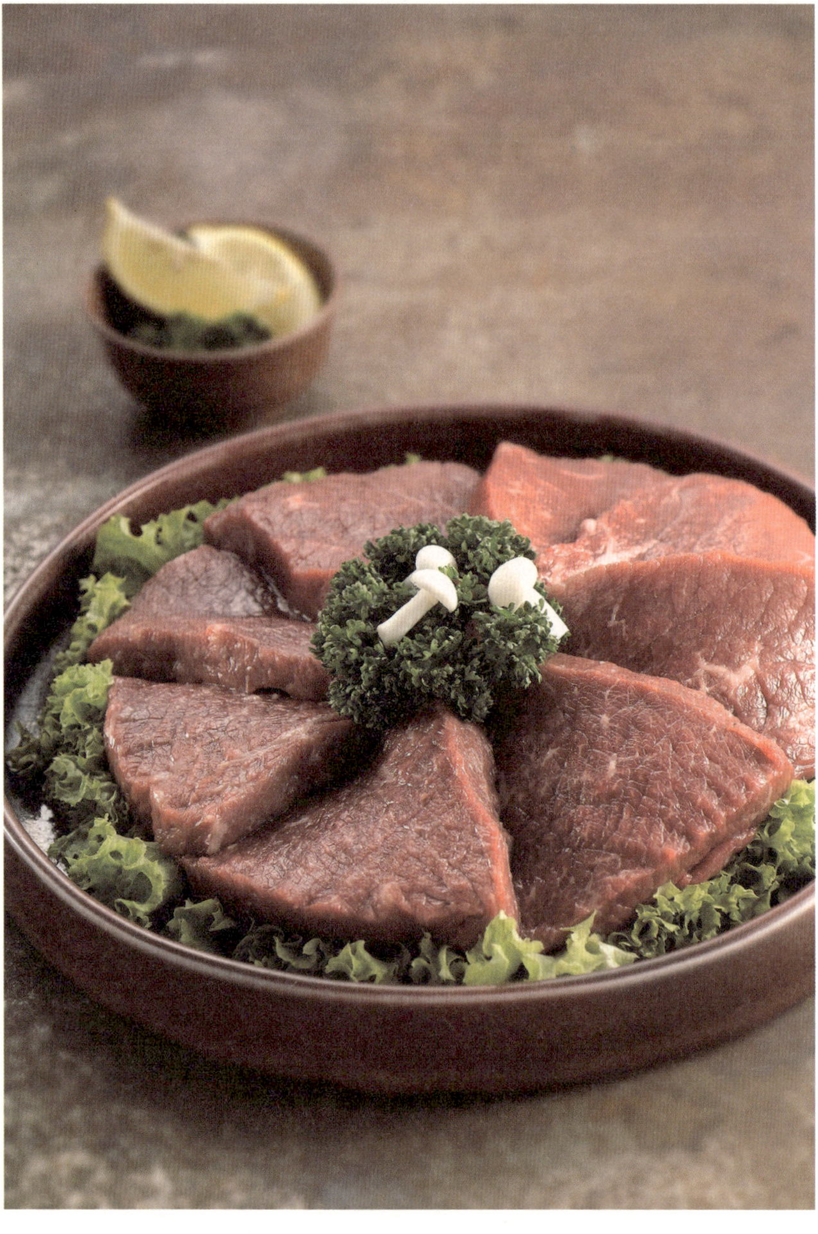

이가 60세가 넘어가면 젊은이들에 비해 양질의 단백질을 충분히 공급받는 것이 대단히 중요하다.

노인들의 경우 양질의 단백질을 섭취하는 것이 건강하게 장수하기 위해 필수적이라는 것은 두말할 나위가 없다. 우리의 몸을 구성하고 있는 단백질은 최소한 10만 종류 이상이 있으며, 이것들이 체내에서 각각의 역할을 분담하여 기능을 하기 때문에 우리는 생명과 건강을 유지할 수 있다. 만약 어떤 단백질이 체내에서 합성되지 않아 부족하게 되면 그에 상응하는 건강적인 문제가 즉각 발생한다.

따라서 체내에서 그 많은 단백질들의 원활한 합성이 즉각적으로 이루어지는 것은 건강을 위해 매우 중요한데, 단백질 합성이라는 것은 외부로부터 섭취되는 영양성분에 의해 지대한 영향을 받는다. 즉, 어떤 식품을 통해 단백질을 공급받느냐가 체내 단백질 합성과 건강의 유지를 위해 매우 중요하다는 소리다.

이럼에도 불구하고 현재 평균적인 한국 노인의 식생활 점수는 낙제 수준이다. 국민건강 영양조사에서도 동물성 식품의 섭취량이 나이가 들수록 감소하는 것으로 나타났다. 전체 식품 중 동물성 식품의 섭취 비율이 20대는 20%에 근접하는 데 비해 65세 이상은 14%에도 못 미친다고 한다. 특히 최근 혼자 살거나 우울증, 치매 등에 걸린 노인들이 늘어나면서 영양결핍도 증가하고 있는 추세다.

한 조사에 따르면, 우리나라 노인층은 나트륨과 철분을 제외한 거의 모든 영양소를 청소년층에 비해 적게 섭취한다고 한다. 노인의

1일 평균 육류 섭취량은 50g을 약간 상회하는 정도인데 이는 20대의 절반 수준에 불과하다.

채식을 주장하는 사람들은 "나이를 먹으면 고기와 같은 기름진 음식은 피하는 것이 좋고 가능한 한 야채 중심의 자연식을 하는 것이 좋다."라고 말한다. 그런데 나이를 불문하고 건강하게 오래 사는 장수를 누구나 간절히 원하기 때문에, 이런 말들이 비과학적이라도 생각보다 쉽게 사람들에게 먹힌다. 그래서 육식은 나쁘고 채식이 좋다는 이분법적 생각이 대한민국을 점령해 버렸다.

채식주의자들은 채식을 더욱 발전시켜 밥도 백미보다는 현미를, 또 보리 등을 섞어 먹는 혼식 또는 곡채식이 건강에 좋은 것으로 만들었다. 그런데 요즘 우리나라 사람들이 건강에 좋다고 생각하고 있는 이런 식사는 우리나라가 세계의 단명국 중 하나였던 1960~70년대의 식단이다. 그 당시 우리나라는 세계 여러 나라로부터 동정을 받던 단명국 중 하나였다.

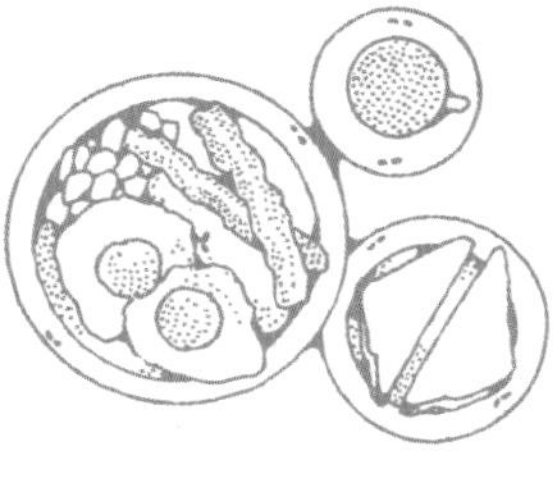

채식에 목숨 걸지 말자

채식주의자들은 암, 고혈압, 당뇨병, 심장병, 뇌졸중, 치매 등 각종 현대 성인병 증가의 원인이 육식 위주로 변한 서구식 식생활 때문이라고 한다. 신문이나 TV 등 언론매체들도 육식이 문제라고 하고, 병원에 가면 의사들도 일단 기름기 많은 고기부터 먹지 말라고 한다. 그래서 우리 주변을 보면 육식은 건강에 나쁘고 채식이 건강에 좋다고 믿는 사람이 급증하고 있다.

언론에서도 현대 성인병의 원인을 '육식'으로 몰고 가는데, 문제는 이들이 신선한 자연식품인 고기를 패스트푸드나 가공식품과 동일하게 취급한다는 데 있다. 고기를 많이 먹지도 않으면서 패스트푸드나 가공식품을 많이 먹어 생긴 문제를 애꿎은 고기에게 뒤집어 씌우는 것이다.

그 대표적인 예가 2004년도에 모간 스퍼록Morgan Spurlock 감독이 제작한 〈슈퍼 사이즈 미〉라는 다큐멘터리 영화다. 한 달 동안 패스트푸드만을 섭취하면서 자신의 신체의 변화를 영상으로 찍어 공개한 이 영화는 전 세계적으로 큰 반향을 불러일으켰다. 이후, 우리나라 수많은 TV 프로그램에서 이와 유사한 내용을 만들어 방송했다. 방송 출연자들에게 패스트푸드나 가공식품 등 특정 음식을 일정기

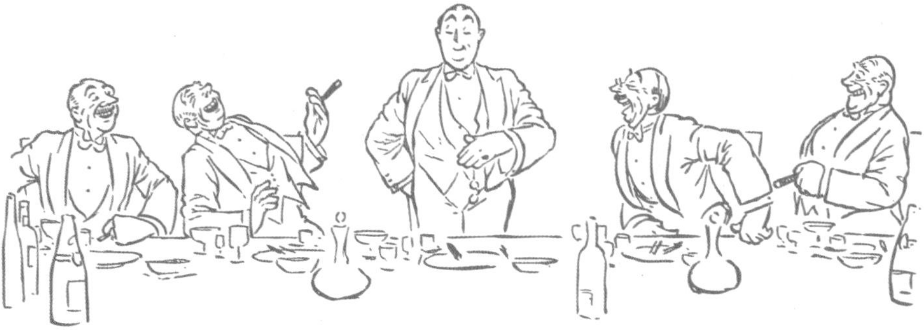

간 섭취하게 한 후, 혈중 콜레스테롤 수치 등의 변화를 공개하는 것이다.

이런 방송은 비과학적인 방법의 실험도 문제지만 시청자들에게 그릇된 정보를 전달한다는 점이 더 큰 문제다. 또 극단적인 실험의 결과를 토대로 패스트푸드의 단점을 말하면서 그것이 마치 육식의 단점인 것처럼 교묘하게 포장하는 것도 문제다. 사실 대부분 기름에 튀긴 패스트푸드와 자연식품인 고기는 그 근본이 완전히 다른 식품이다.

햄버거 패티 같은 가공육에 사용되는 분쇄육은 대부분 질긴 고기나 저지방 부위에 체외지방을 섞어 분쇄해서 만든다. 따라서 연한 근섬유와 근내지방마블링으로 구성된 신선육과는 근본이 다른 것이다.

따라서 우리나라에서는 암, 고혈압, 당뇨병, 심장병, 뇌졸중, 치매 등 각종 현대 성인병이 증가하고 있는 원인을 고기 섭취에서 찾으면 안 된다. 근래에 기름에 튀긴 패스트푸드나 가공식품의 섭취가 폭발적으로 늘어난 식습관에서 찾아야 한다. 또 최근 급속히 늘어나고 있는 빵, 케이크, 과자, 라면, 밀크커피 등 달콤한 당과 고소한 식물성 트랜스지방이 풍부한 탄수화물 가공식품에서 문제의 원인을 찾아야 한다. 중앙일보 모 의학전문기자의 고백에 따르면, 언론에서 특정 질병이 증가하는 이유를 분석할 때 일단 스트레스, 비만, 흡연 및 육식을 거론한다고 한다. 이 네 가지는 특정 질병과 인과관계가 확인되지 않더라도 그 누구도 반론을 제기할 만한 후환이 없기 때문에 기자들이 별 부담감 없이 언급하고 기술한다는 말이다. 참으로 씁쓸한 일이 아닐 수 없다.

최근 우리나라에서는 채식의 열풍과 더불어 현미가 크게 인기를 끌고 있다. 현미가 건강에 좋다고 알려지면서 심지어 현미를 완전식품처럼 생각하는 사람도 있다. 그러나 영양학적으로 현미는 매우 불완전한 식품이다. 현미에는 비타민 A, B12, C는 전혀 없고, 철과 칼슘 함유량도 너무 낮아 만약 다른 것은 먹지 않고 현미만 먹는다면 생명까지 위험해질 수 있을 정도로 영양이 부족하다.

2009년도에 MBC스페셜을 통해 방송된 〈목숨 걸고 편식하다〉

라는 프로그램은 지금까지 많은 사람들에게 회자되며 인기를 끌고 있다. 이 방송의 내용은 지금도 인터넷 등을 통해 쉽게 다시 볼 수 있으며, 책으로까지 발간되어 많은 사람들에게 읽히고 있다. 그리고 그 방송에 나온 H의사는 여러 곳에 초청강사로 초대되어 현미밥 채식열풍의 주인공이 됐다.

〈목숨 걸고 편식하다〉에서 H의사가 주장하는 내용은 간단하다. 고혈압 환자들이 장기간 먹던 약을 끊고 현미밥으로 채식을 하면 고혈압이 치료될 수 있다는 것이다. 특히 현미밥 채식을 할 때 고기, 생선, 계란, 우유 등 동물성 식품의 섭취를 절대 금해야 하고 하다못해 국을 만들 때도 멸치로 육수를 내서는 안 된다. 철저하게 채식을 해야 고혈압이 치료된다는 것이다. 그리고 방송에는 그의 방법대로 철저한 채식을 하여 고혈압에서 벗어난 몇몇 환자들의 경우가 소개된다.

이런 방송을 보면 누구나 "나도 당장 고기를 끊고 채식을 해야지."라는 생각이 든다. 아무래도 사람의 몸은 무엇을 먹느냐에 따라 달라질 것이고, 소크라테스가 말한 것처럼 음식으로 치료할 수 없는 것은 약으로도 치료할 수 없기 때문이다. 또 확실히 우리는 고혈압이나 당뇨병과 같은 각종 현대 성인병에 시달리고 있고, 그런 질병은 식습관과 밀접한 관련이 있기 때문에 식생활의 변화가 필요한 것도 사실이다.

그런데 건강한 사람도 목숨까지 걸어 가며 현미밥 채식을 해야 하느냐는 생각해 볼 문제다. 고혈압으로 고통을 받고 있는 사람이 치료의 목적이라면 채식이 도움이 될 수도 있다. 아무래도 식물성 식품에는 콜레스테롤이 전혀 없기 때문에 혈중 콜레스테롤 수치를 줄여 혈관을 확장하는 데 효과적일 수 있기 때문이다. 하지만 현재 고혈압과 관계없는 사람을 장래의 고혈압 환자로 가정하고, 그 고혈압을 예방하기 위한 수단으로 영양이 부족하고 불균형한 현미밥 채식을 권하는 것은 대단히 지나친 처사가 아닐 수 없다.

특히 한창 성장기인 어린이나 청소년에게 고기, 생선, 우유, 계란 등을 일절 먹이지 않고 현미밥 채식을 시키는 것은 정말 바람직하지 않다. 만약 소아비만에 고혈압 약을 먹고 있는 아이라면 치료의 목적으로 현미밥 채식이 도움을 줄 수 있을 것이다. 하지만 단지 살을 빼는 다이어트 목적이나 건강한 체력 또는 건장한 체격을 갖기 위한 식이요법으로 현미밥 채식을 권하는 것은 매우 부적절하다. 차라리 지방 함량이 적은 저지방 부위의 고기를 야채와 함께 샐러드를 만들어 섭취하는 것이 살도 빼고, 키도 크고, 체력도 증진시키는 훨씬 좋은 방법이다.

결론적으로 사랑하는 자녀들에게 고기를 먹이지 않고 현미밥 채식의 편식을 시키는 것은 건강에 이롭지 않을뿐더러 성장에 하나도 도움이 되지 않는다. 그러므로 자녀들에게 고기를 먹이지 말아야 할 것이 아니라 패스트푸드나 탄수화물 가공식품을 먹이지 말아야 한다. 또 존경하는 부모님에게 고기를 절대로 드시지 못하게 하고 현

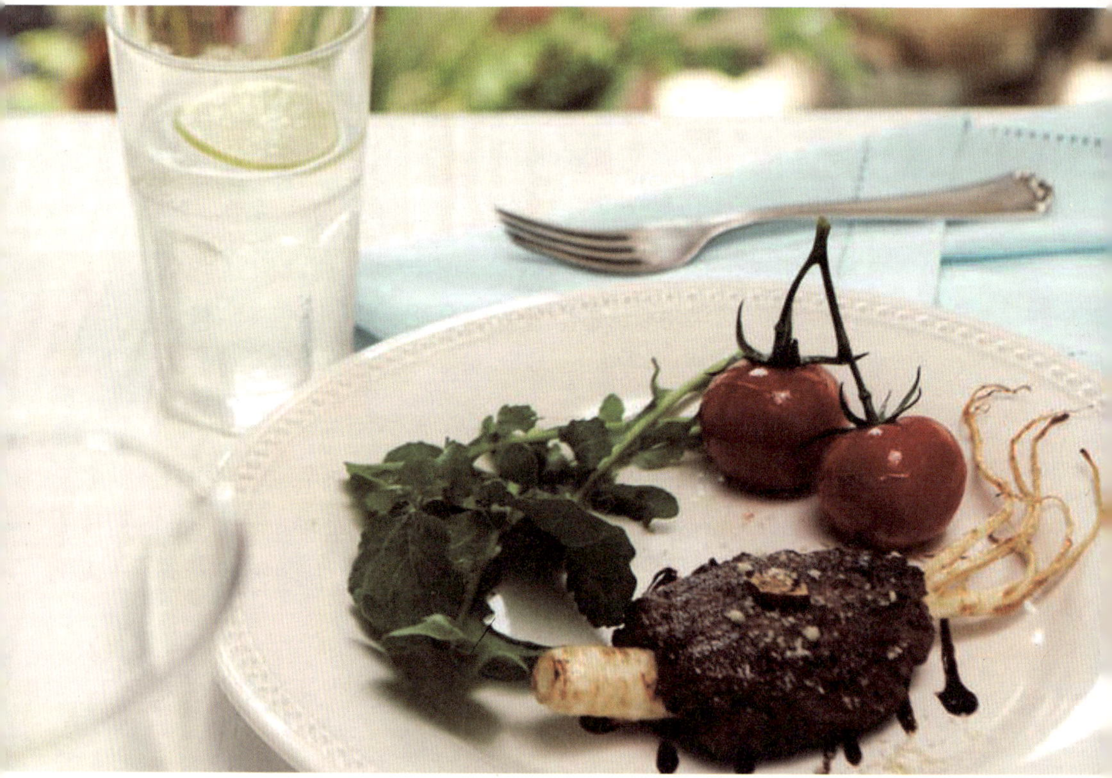

미밥 채식의 편식을 하도록 권하는 것은 수명을 단축시켜 드리겠다는 것과 다름 아니다. 진정한 효도는 채식의 식단에 양질의 단백질이 풍부한 고기를 얹어 드림으로써 건강한 장수를 누리시게 하는 것이다.

탄수화물의 달콤함이 더 문제다

채식은 기본적으로 식물성 식재료로 식단을 꾸리는데, 식물성 식재료들은 원초적으로 단단한 구조를 가지고 있다. 따라서 식물성 식재료들은 소화율이나 흡수율이 낮고, 특히 열량이 낮기 때문에 다이어트에 좋은 것으로 알려지고 있다. 하지만 채식이 살을 빼는 다이어트에는 좋을지 모르지만 그렇다고 건강에 좋은 것은 아니다.

예를 들어, 과일이나 채소는 우리가 건강을 위해 꼭 섭취해야 되는 식재료지만, 체중 55kg의 건강한 여성이 하루에 필요한 2,000칼로리의 열량을 과일과 채소로만 섭취하려면 하루에 5kg을 먹어야 한다. 이런 이유로 오로지 채식만을 하면 우리 몸은 영양이 부족해져 기운이 없고 이유 없이 아프게 된다.

채식의 식단은 탄수화물이 주를 이루고, 탄수화물은 기본적으로 포도당으로 구성된다. 탄수화물의 종류는 여러 가지가 있지만 포도당이 직선으로 결합한 '셀룰로오스'와 코일 형태로 결합한 '전분'이 압도적으로 많다. 곡채식이 주식인 우리나라 사람들이 섭취하고 있는 영양분들의 약 70% 정도가 포도당으로 만들어진 셀룰로오스와 전분이다. 즉 우리나라 사람들은 매일 포도당을 과하다고 할 정도로 많이 섭취하고 있는 것이다.

그러나 비록 우리가 매일 과하다시피 포도당을 많이 섭취하고 있지만 아침, 점심, 저녁으로 정상적인 식사를 할 경우에는 큰 문제가 없다. 보통 밥 한 공기가 두 컵 분량의 포도당을 혈관 속으로 밀어 넣지만, 정상적인 경우에는 췌장에서 분비되는 인슐린에 의해 혈당이 조절되기 때문이다. 문제는 바쁜 현대인들이 규칙적인 식사를 하지 못할 경우에 발생한다.

바쁘게 돌아가는 세상 속에서 사회생활을 하다 보면 식사를 건너뛰는 경우가 발생한다. 그러다 보면 과식하거나 폭식하기 쉽다. 이렇게 굶거나 과식하는 경우가 자주 반복되다 보면 혈액에 공급되는 포도당의 양이 갑자기 늘어났다가 줄어드는 불규칙한 상태가 반복된다. 그 결과 혈당량이 올랐다 내렸다 하면서 인슐린의 분비를 과다하게 만들거나 부족하게 만드는데 이 과정에서 자칫 인슐린 분비의 정상적인 리듬이 깨지면 건강에 문제가 발생하게 된다.

인슐린 과다 분비로 인한 혈관 관련 질병은 고지혈증, 혈전, 고혈압, 심장병 등이고 이와 연관된 질병들로 당뇨병, 암, 비만, 수면 무호흡증, 소화성 위궤양, 다낭성 난소증후군 등이 있다. 이 모든 질병은 채식주의자들이 동물성지방이 원인이 되어 발생한다고 주장하는 질병들로, 우리의 식단이 서구식으로 변하면서 나타난 것으로 알려지고 있다. 그러나 우리가 진짜 걱정해야 될 것은 가공된 가짜 지방과 가짜 단백질이다. 버터 대신 카놀라유로 만든 마가린을 먹고, 고기 대신 콩으로 만든 인조고기를 먹으면서 고혈압이 예방될 것이라고 믿는다면 큰 오산이다. 그런 가짜 지방이나 가짜 단백질 그리고 가공된 탄수화물은 비만이나 고혈압을 예방하지 못한다. 오히려 고혈압의 원인이 되는 당뇨병을 부를 뿐이다.

채식주의자들도 가공된 탄수화물 식품들의 문제를 잘 알고 있기 때문에 자연채식을 권한다. 소위 가공된 단순당으로 섭취하는 것보다 곡물의 껍질을 벗기지 않는 복합 탄수화물 형태의 섭취가 건강에 좋다는 것이다. 그러나 복합이든 단순이든 모든 탄수화물은 당일뿐이다. 단지 당 분자가 하나냐 아니면 여러 개냐의 차이밖에 없다.

포도당은 분자가 하나인 단순당이고, 설탕이라고 부르는 수크로스는 분자 2개가 연결된 이당류다. 삼당류도 있고 사당류도 있는데, 이런 것들은 다당류라고 부른다. 쌀, 밀가루, 콩, 감자 등이

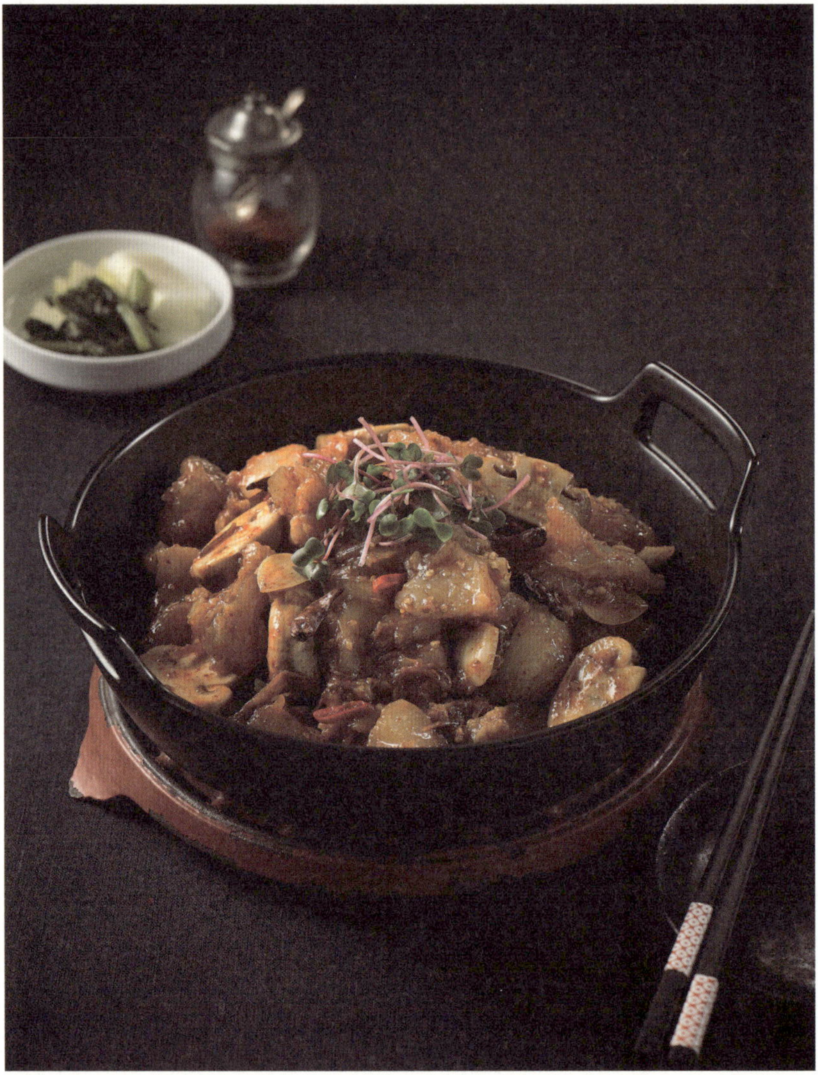

모두 다당류다. 그런데 우리 몸은 다당류를 소화시키지 못한다. 분자량이 너무 크기 때문이다. 따라서 어떤 탄수화물이든 모두 단당류로 분해하여 단순당으로 만든 후 흡수한다. 즉, 우리가 어떤 종류의 탄수화물을 먹든 모두 포도당으로 흡수되어 혈액으로 흘러들어 가는 것이다.

그러므로 현재 우리나라 사람들이 건강 식단이라 믿는 곡채식 위주의 식단은 잠재적으로 혈당을 높이기에 더없이 좋은 식단이라고 할 수 있다. 혈당이 높아지면 췌장이 자극을 받아 인슐린을 분비하고, 인슐린 분비에 차질이 생기면 만병의 원인인 당뇨병이 된다.

인슐린은 영양을 저장하는 기능을 담당하는 호르몬으로 혈액 속에 남아도는 당, 아미노산, 지방 등을 세포로 보내는 일을 한다. 사실, 아미노산이나 지방도 혈액 내에 일정 수준 이상 많이 존재하면 위험하다. 하지만 당은 혈액 내 수준이 높아지면 바로 심각한 문제를 야기하기 때문에 가장 위험하다.

인슐린의 우선적인 임무는 혈당량을 위험 수준 아래로 유지하는 것이다. 혈액 내에서 인슐린이 제대로 임무를 수행하기 위해서는 먼저 인슐린 수용체와 결합해야 한다. 인슐린 수용체는 혈액에서 당을 제거하는 세포의 표면에 있는 단백질로, 이 수용체가 인슐린과 결합해야 혈액 속에 있는 당이 세포로 옮겨질 수 있다. 이렇게 세포로 옮겨진 당은 즉시 사용되거나 나중을 위해 저장된다.

그런데 인슐린 수용체는 제대로 작동하지만 췌장에서 인슐린이 제대로 만들어지지 않는 사람들도 있다. 이런 사람들을 소위 '제1형 당뇨병' 환자라고 부르는데, 이런 환자들은 혈당량을 줄이기 위해 인슐린 주사를 꼭 따로 맞아야 한다.

지속적인 곡채식으로 과도한 탄수화물의 섭취가 장기간 이루어지면 또 다른 문제가 야기될 수 있다. 즉 혈액 속의 포도당 양이 급격히 증가하고 이를 처리하기 위해 많은 인슐린이 분비되는 것이 반복되다 보면, 계속 공급되는 막대한 인슐린 때문에 수용체의 능력이 저하될 수 있다. 그럼에도 불구하고 치솟는 혈당 수치는 계속 낮춰야 하고, 그것도 신속히 낮춰야 하기 때문에 췌장은 점점 더 많은 양의 인슐린을 배출하게 된다. 이는 장기적으로 봤을 때 상황을 점차 악화시키는 결과를 초래한다. 즉, 장기적으로 저혈당증이 유발되어 소위 '제2형 당뇨병'으로 발전하게 된다.

저혈당증이 나타나면 손이 떨리면서 온몸에서 땀이 난다. 이것은 혈액으로 투여된 과량의 인슐린이 수용체와 모두 결합한 결과, 역으로 혈당 수치가 지나치게 낮아져서 발생하는 현상이다. 높은 혈당 수치로 인슐린이 과다 분비되고, 인슐린의 과다 분비로 혈당 수치가 너무 낮아지는 악순환이 저혈당증을 유발하는 것이다.

이 증상을 앓는 사람은 생물학적으로 혈당치를 높여야 한다는 것을 절박하게 느끼기 때문에 떨리는 손으로 또 다른 당을 찾게 된다. 사탕이나 초콜릿처럼 달콤한 당을 먹으면 한두 시간은 괜찮지만 결국은 다시 혈당이 갑자기 뚝 떨어지게 되고, 다시 같은 과정이 반복되다 보면 결국 이런 사람은 제2형 당뇨병 환자가 된다.

제2형 당뇨병 환자는 인슐린 수용체에 생긴 저항력으로 인해 췌장이 만들어 낼 수 있는 양 이상의 인슐린이 필요하게 된다. 그리고 과다한 혈당은 만성적으로 신경, 혈관, 망막, 심장 등 우리 신체를 하나하나 파괴해 나간다.

이런 치명적인 당뇨병은 기본적으로 고탄수화물의 식사, 즉 곡채식 식단으로부터 시작된 현대문명의 산물이라고 할 수 있다. 따라서 해결책은 딱 하나밖에 없다. 원래 우리 몸의 구조와 기능에 맞는 식단으로 돌아가는 것, 그 이외의 방법은 없다.

우리는 가공된 탄수화물의 식단에서 벗어나야 한다. 아니, 가공되지 않더라도 고탄수화물 위주의 식단에서 벗어나야 한다. 양질의 단백질과 지방과 탄수화물이 균형을 이루었던 시대의 식단으로 돌아가야 한다. 수렵과 채집의 식생활을 즐겼던 고조선의 식단으로 돌아가야 한다는 말이다.

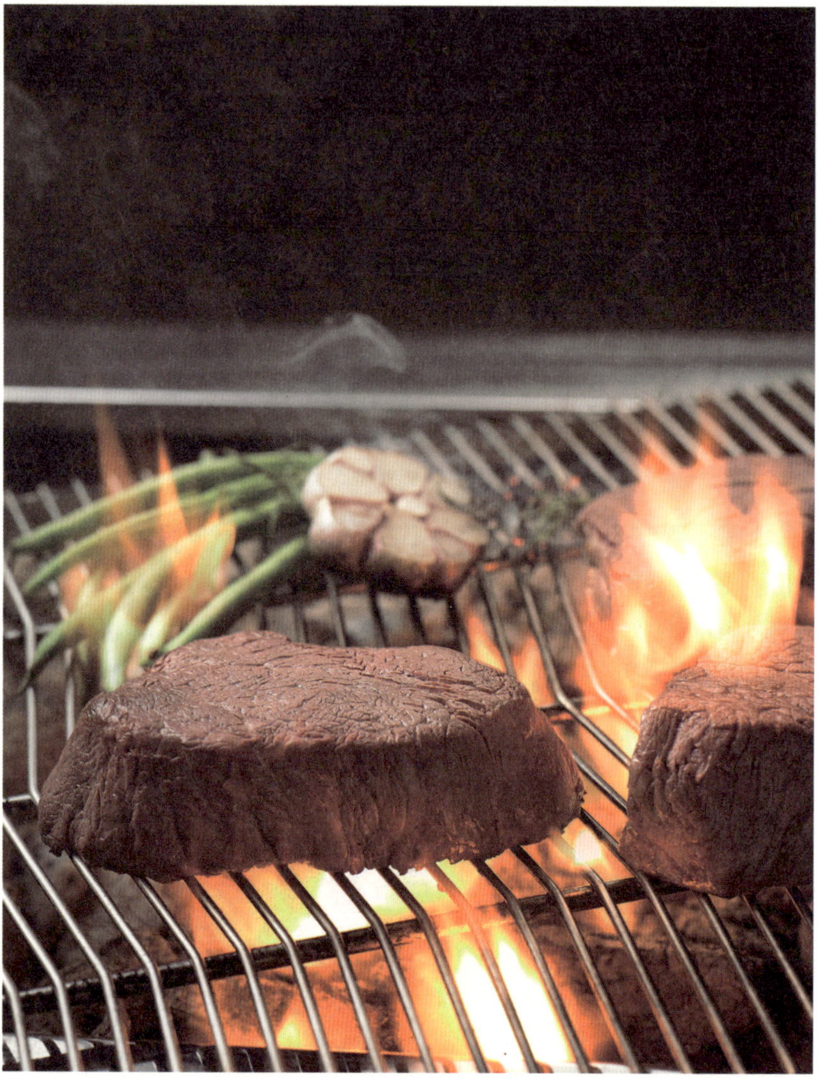

III

채식의 역습을 예방하는 고기

2014년 7월 EBS 다큐프로그램인 〈명의〉에 아주 흥미로운 내용이 방송됐다. 전남 신안에 있는 한 암자의 수도승이 심근경색으로 병원을 찾은 것이다. 이 스님은 평생을 산속 깊은 암자에서 자신의 먹거리를 유기농으로 재배하여 해결했는데 심각한 동맥경화에 걸린 것이다. 스님의 혈중 콜레스테롤 수치는 275mg/dl였고 중성지방 수치도 매우 높았다. 왜 평생 채식을 한 스님이 이렇게 됐을까?

그 프로그램의 주인공이었던 명의에 따르면 스님들이 사실은 중성지방 수치가 높은 경우가 많다고 한다. 스님들이 채식을 하기 때문이라고 한다. 그 스님은 고혈압과 당뇨병으로 인해 콩팥도 망가져 있었고 그 결과 동맥경화가 빨리 진행됐다는 설명이었다.

그런데 그 스님의 말이 더욱 압권이었다. 자신의 동료 스님들 중 심장마비로 갑자기 세상을 떠난 경우가 많다는 것이다. 그리고 산속에서 혼자 암자를 지키며 살고 있는 자신도 언제 닥칠지 모르는 그런 고독사를 각오하고 있다고 담담히 말한다. 평생을 자신이 직접 가꾼 야채와 채소로 곡채식을 일관한 스님의 고백이다.

그 스님의 고백에 따르면 스님들은 좋은 공기 마시고 좋은 물을 먹고 유기농 채식을 하기 때문에 건강한 장수를 할 것 같지만 사실은 그렇지 않다고 한다. 오히려 중풍으로 쓰러져 돌아가시는 경우가 많다는 것이다. 그러면서 "고기 먹은 사람만 그런 이상한 병에 걸리는 줄 알았는데 그런 게 아닌가 봐요."라며 씁쓸한 웃음을 지어 보였다. "고기 안 먹어도 그런 병이 와요." 그 스님의 마지막 말씀이었다.

지속적인 곡채식의 더욱 심각한 문제는 혈관들이 석회화되어서 단단해진다는 데 있다. 또한 당뇨가 생기면서 신경이 약해져 신경염이 생기는 탓에 통증을 인식하지 못한다는 점이다. 통증이 없으니 병이 점점 더 심각해지는 것이다. 그래서 당뇨가 있는 심근경색증 환자들은 통증을 못 느끼기 때문에 병원에 늦게 오는 경우가 많다고 한다.

곡채식이 건강에 좋다고 주장하는 사람들은 저지방 고탄수화물 식단이 혈중 콜레스테롤 수치를 낮추지 못한다는 것을 알아야 한다. 인슐린이 콜레스테롤을 만들어 내는 효소를 활성화시켜 콜레스테롤 합성을 촉진하기 때문이다.

우리 몸 안에 있는 콜레스테롤의 약 80%가 체내에서 합성되는데 식사를 통해 얻어지는 콜레스테롤은 대략 20% 남짓에 불과하다. 우리 몸의 모든 세포가 콜레스테롤을 필요로 하고 만들 수도 있다. 하지만 대부분의 콜레스테롤은 간에서 만들어지는데 인슐린이 많이 분비되면 지방과 콜레스테롤도 많이 만들어진다.

음식을 통해 들어온 에너지는 인슐린의 기능으로 세포들의 성장에 사용되거나 저장 과정을 거쳐 지방으로 축적된다. 이 성장과 저장의 과정에서 인슐린은 성장호르몬 역할을 하고, 콜레스테롤은 모든 세포의 구조적 틀을 제시하는 중요한 역할을 담당한다.

문제는 고기를 안 먹는 고탄수화물의 식사로 인슐린이 너무 많이 분비되면 과량의 인슐린이 동맥벽을 이루고 있는 세포의 성장을 자극해 동맥벽을 두껍게 만들고 탄력성을 잃게 만드는 것이다. 그러면

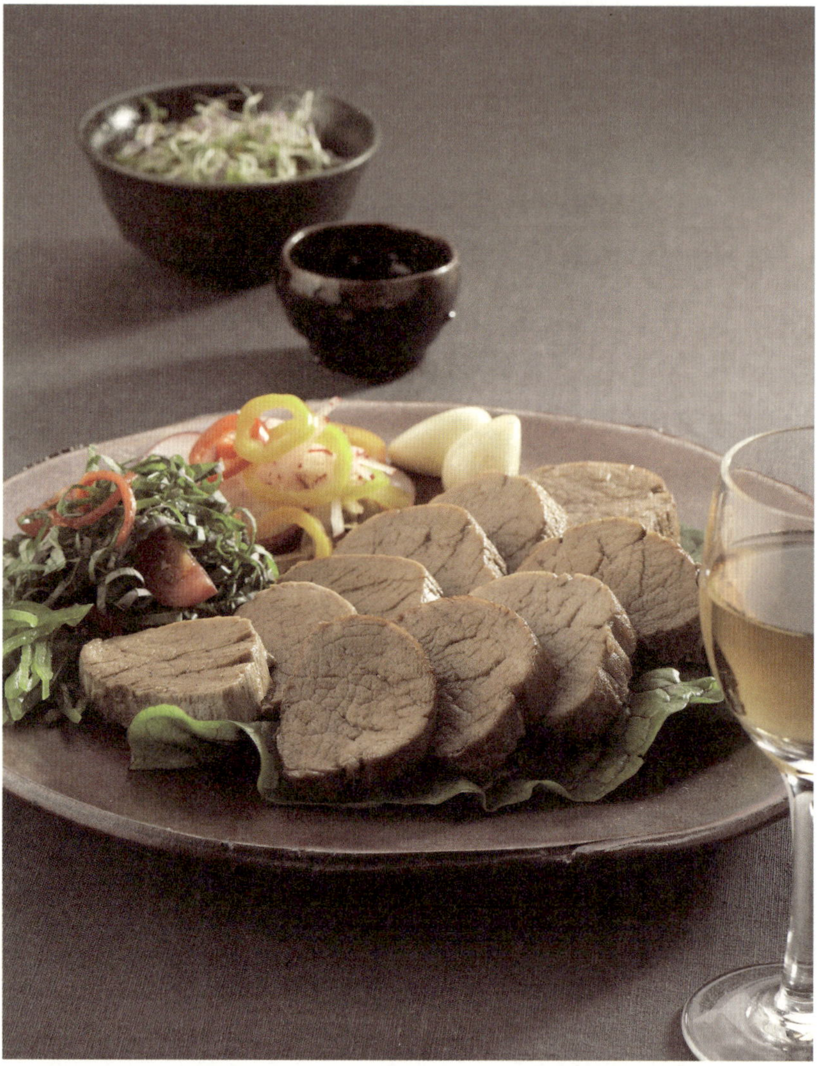

동맥을 흐르는 혈액량이 줄어들고 혈압이 높아져 고혈압이 된다.

게다가 인슐린은 신장에 수분이 정체되도록 만들어 고혈압을 촉발시키는 역할도 한다. 만약 동맥벽이 두꺼워지고 탄력성을 잃으면, 동맥벽에는 퇴적물이 더 쉽게 쌓이고 동맥 경련을 일으킬 확률도 높아지는데, 바로 이런 것이 심장병 등 심혈관계 질환의 주요 원인이 된다.

높은 농도의 인슐린은 혈중 LDL의 산화를 촉진하여 혈관벽 안쪽에 죽상종이 형성되는 것에도 크게 기여한다. 즉, 혈중 인슐린 수치가 높아지면 동맥 안쪽 벽에 섬유상 결합조직의 성장이 활발히 일어나 혈액 내 노폐물들이 쌓이기 좋은 환경을 조성한다. 여기에 인슐린이 지질단백질인 LDL의 단백질부분에 결합하여 산화를 촉진하고, 이렇게 손상된 LDL은 동맥벽에서 면역 반응을 일으켜 염증을 유발하고, 비정상적인 콜레스테롤 조각들이 흡수되어 혈관벽에 죽상종atheroma을 형성한다.

지속적인 곡채식, 고탄수화물 식사, 과량의 당 섭취, 높은 혈당량, 인슐린의 과다분비는 위의 기능도 자주 마비시킨다. 우리 몸에서 인슐린의 작용에 균형을 잡아 주는 호르몬은 글루카곤이다. 글루카곤은 혈당이 갑자기 떨어져 문제가 생길 것 같으면 다시 혈당을 올리는 작용을 하여 인슐린의 분비를 조절한다. 글루카곤이 펼치는 이 활약에 사용되는 에너지는 아드레날린이나 코르티솔 등과 같은 호르몬의 도움을 받아 몸을 자극하여 세포에 저장되어 있던 것을 꺼내 사용한다.

문제는 아드레날린이 저장된 에너지를 꺼내 근육의 대사율을 높이는데, 이때 효율을 높이기 위해 소화기관을 잠정적으로 폐쇄한다는 데 있다. 따라서 아드레날린이 분비되면 위산의 분비가 억제되는데, 이런 일이 자주 반복되다 보면 위산의 분비 기능이 손상되고 위 마비증에 걸리게 된다.

보통 당뇨병 환자와 갑상선 기능저하증 환자에게 이런 위 마비증이 흔히 나타난다. 하지만 이 같은 위 마비증은 식이요법으로 간단히 치료할 수 있다. 탄수화물 함량을 극도로 낮춘 식사, 즉 곡채식의 식단에 양질의 단백질과 지방이 풍부한 고기 한 접시만 추가해서 먹으면 간단히 해결된다.

곡채식으로 혈중에 높아진 인슐린 수치는 위산 분비, 식도와 위 사이의 괄약근 압력, 기타 위 기능을 조절하는 호르몬 등과 관련이 높다. 따라서 과다한 인슐린이 분비되지 않도록 하는 식단이 필요하다. 즉, 위 마비증을 해결하는 첫 단추는 초저탄수화물 식단, 다른 말로 단백질과 지방 함량을 높인 식단, 그것도 양질의 단백질과 지방이 풍부한 고기와 같은 식재료가 들어가는 식단으로 인슐린의 수치를 낮추는 것이다.

이렇듯 곡채식으로 지속되는 식사는 우리 몸에 여러 가지 질병을 유발한다. 이렇게 손상된 몸은 역으로 고탄수화물의 식사를 저탄수화물 식사로 전환하면 치유가 가능하다. 탄수화물로 가득한 식단, 거기에 단순당으로 버무려진 가짜 단백질 식품과 가짜 지방으로 손상된 몸은 진짜 단백질과 진짜 지방을 섭취함으로써 회복될 수 있다. 지속적인 곡채식으로 망가진 몸은 양질의 단백질과 지방으로 이루어진 고기의 섭취로 치유되고 회복될 수 있다는 말이다.

채식은 지독한 편식이다

육식은 없다. 일반적으로 육식은 채식의 반대말로 쓰이지만 이는 옳지 않은 말이다. 고기만 먹는 식단은 없기 때문이다. 고기를 먹는 채식이 있을 뿐이다. 그러니까 채식은 육식을 하지 않는 것이지만 육식은 채식을 하는 것이다.

채식주의자는 몇 부류로 나눌 수 있다. 우유를 마시면 '락토Lacto', 우유와 달걀을 먹으면 '락토-오보Lacto-ovo', 우유와 달걀에 생선까지 먹으면 '페스코Pesco', 여기에 닭고기까지 먹으면 '세미Semi' 채식주의자라고 한다.

우리가 흔히 말하는 채식주의자는 '비건Vegan'으로 고기는 물론 축산식품을 일절 먹지 않는 사람들을 말하는데, 비건 중에는 식물도 생명이 있다며 줄기와 뿌리는 먹지 않고 오직 과실만 먹는 '푸르테리언Fruitarian'들도 있다. 그러나 이름이야 어떠하든지 간에 채식주의자들이 특정 음식을 의식적으로 골라 먹지 않는 지독한 편식주의자들인 것은 사실이다.

현대 영양학과 의학은 편식을 비만의 주범으로 지목하고 있다. 하지만 최근 거세게 불고 있는 채식열풍으로 '채식=건강식'으로 인식되면서 채식주의자, 즉 편식주의자들이 늘고 있다는 점이 문제다. 편식으로 건강을 지킨다는 것은 영양학적으로 말이 되지 않는다. 비만하지 않고 건강하기 위해서는 모든 음식을 골고루 먹는 '잡식주의자'가 돼야 한다. 고기도 먹고 채소도 먹는 '미건Megan'이 돼야 한다. 아니, 매일 과일까지 먹는 '미테리언Meatarian'이 돼야 한다.

만병의 원인인 비만은 어떤 음식을 먹었는가보다 어떤 음식을 얼마나 먹었는가에 달려 있다. 그럼에도 불구하고 건강한 먹거리에 대한 사람들의 관심이 날로 고조되면서 채식주의자들의 주장이 힘을 받고 있다. 영양의 과잉 시대에서 영양이 다소 부족한 채식을 하면 비만을 피할 수 있다는 점이 설득력을 가지는 것이다. 하지만 실제로는 채식을 하는 편식이 우리의 몸을 더 빠르게 비만으로 이끈다.

그럼에도 불구하고 채식주의자들의 이런 일방적인 주장을 계속 듣다 보면 육식이 정말 건강에 해가 될 수도 있겠다는 의심이 들게 된다. 그리고 한 번 의심이 들면 그 의심은 계속 부풀어져 결국 고기는 멀리하고 채식이라는 편식을 하게 된다. 하지만 현대 영양학이 밝히고 있는 바와 같이 고기, 생선, 야채, 과일 등을 고루 섭취하는 것이 건강에 좋은 균형식이다. 그러니 괜히 소고기, 돼지고기, 닭고기와 같은 고단백질 자연식품들을 비만과 연결시키지 않아야 한다.

절대로 고기만 먹어야 건강한 장수를 할 수 있다는 말이 아니다. 고기도 먹고, 채소도 먹고, 과일도 먹어야 한다는 말이다. 누구든지 건강한 장수를 원한다면 고기 먹는 채식을 하는 '미테리언'이 돼야 한다는 말이다. 고기 먹는 채식을 하는 '미건'이 돼야 한다는 말이다.

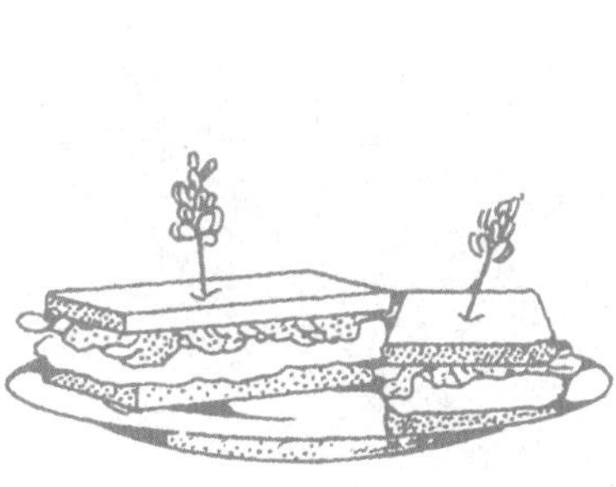

제2부

고기는 억울하다

고기의 지방을 우려하여 고기의 섭취를 꺼리는 것은
구더기가 무서워 장을 못 담그는 것과 같은 것이다.

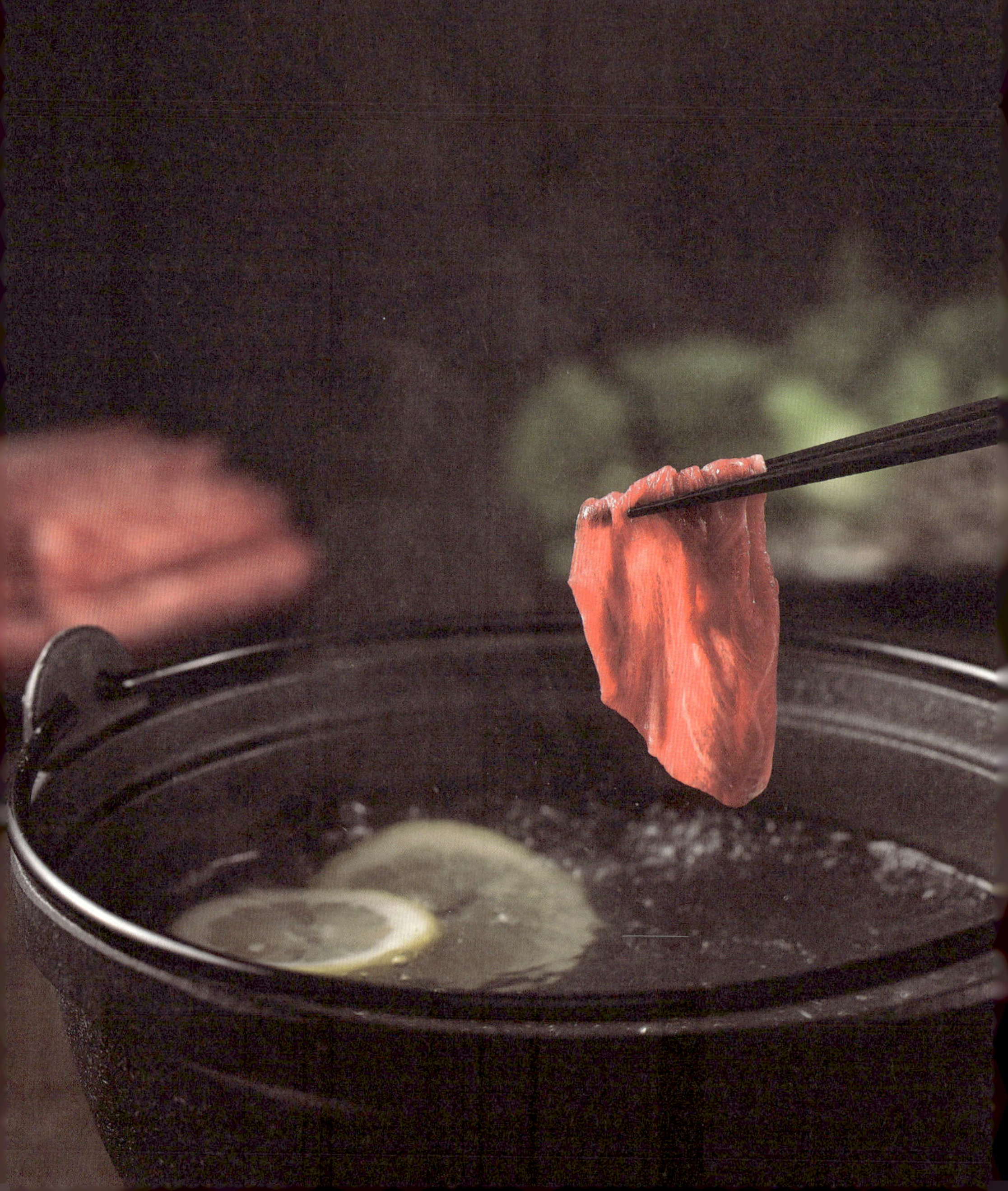

THEY CLAIM RED MEAT IS BAD FOR YOU.

BUT I NEVER SAW A SICK-LOOKING TIGER.

그들은 적색 육류가 건강에 나쁘다고 주장한다.
그렇지만 난 아파 보이는 호랑이를 한 번도 본 적 없다.

- Chi-Chi Rodriguez

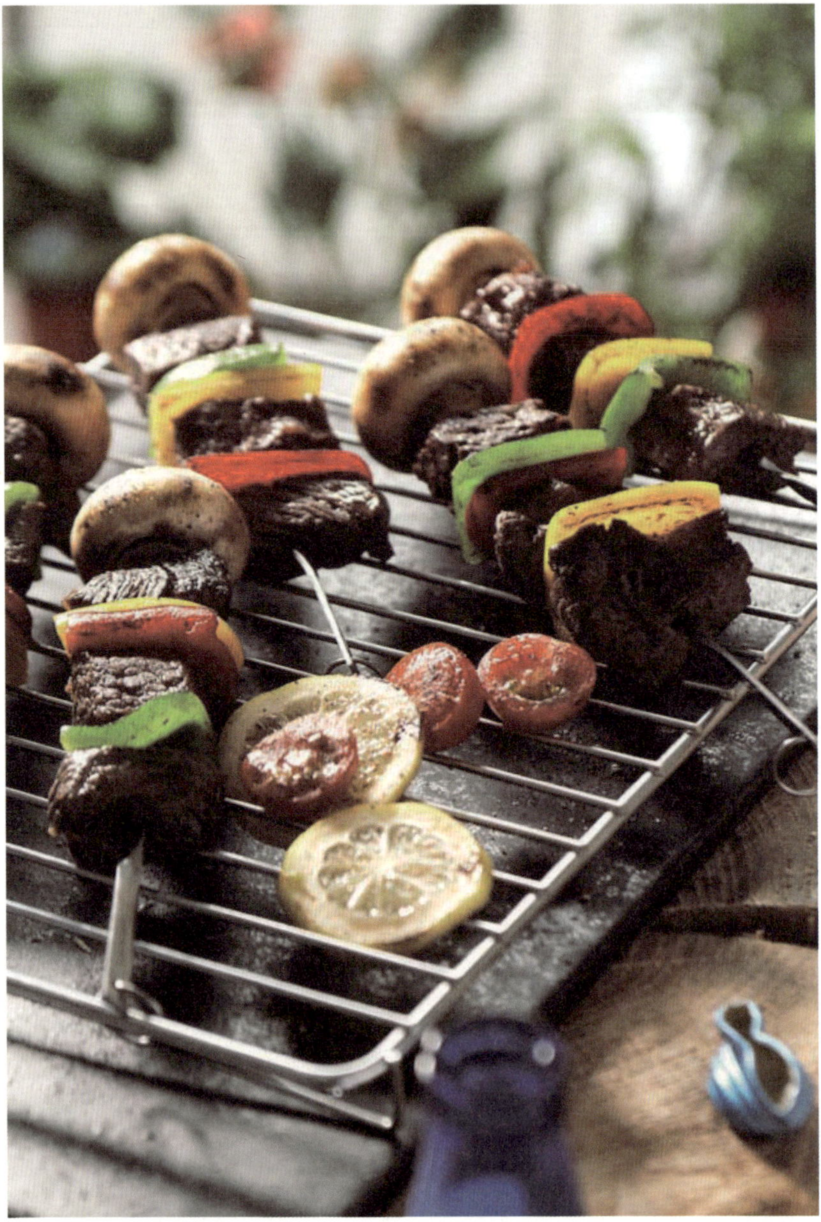

I

고기의 지방이 비만의 원인?

21세기에 들어와 우리나라도 미국을 위시한 선진국들처럼 비만과 대사증후군이 사회문제가 됐다. TV 건강프로그램에 나온 의사들은 하나같이 대사증후군을 퇴치하기 위해 다이어트가 필요하다고 말한다.

비만을 싫어하는 채식주의자들은 마른 체격의 사람이 뚱뚱한 사람보다 오래 살 수 있다고 말하지만 이는 사실이 아니다. 마른 체격이 오래 산다는 연구결과는 세상 그 어디에도 없다. 비만의 정도를 측정하는 체질량지수인 BMI는 22가 가장 이상적인 수치지만, BMI 22인 사람이 오랜 산다는 연구결과는 없다는 말이다. 그저 비만이 각종 성인병의 원인이 된다는 것과 관련해서 만들어진 루머일 뿐이다.

아무튼 채식주의자들의 다양한 노력으로 이제 고기는 비만의 원인이 됐고 많은 사람들로부터 외면당하고 있다. 채식주의자들이 고기의 섭취가 건강에 좋지 않다고 주장할 때 가장 먼저 거론하는 것이 고기 속에 들어 있는 지방, 바로 동물성지방이다. 하지만 동물성지방이 비만과 각종 성인병의 원인이라는 주장은 미국인들처럼 동물성지방을 과도하게 섭취하는 경우에 해당된다. 대한민국과 같이 고기의 섭취량이 적고 채식 위주의 식사를 하는 나라에서는 오히려 동물성지방의 섭취를 늘려야 할 필요가 있다. 특히, 50세 이상의 성인이나 어린아이들의 경우에는 동물성지방의 섭취를 제한하는 것은 건강을 위해서 또는 정상적인 성장을 위해서 매우 바람직하지 않다.

비만한 미국인의 경우, 하루에 섭취하는 칼로리의 40% 이상을 지방으로 섭취하고 있다. 그리고 10명 중 3~4명이 심장병과 같은 심혈관계 질환으로 사망하고 있어 사망원인 1위를 차지하고 있다. 이러한 현상은 분명 동물성지방을 과다하게 섭취하는 미국인들에게는 충분히 있을 법한 일이라고 여겨진다.

그러나 우리나라의 경우 최근 심혈관계 질환의 발병률이 증가하고 있지만 사망원인 1위는 암이 차지하고 있다. 심혈관계 질환은 사망원인 4위로 이로 인한 사망률도 미국과 비교가 되지 않는다. 따라서 미국의 영양학자들이 동물성지방의 섭취를 줄이라고 경고하는 것을 우리나라에 그대로 적용하는 것은 매우 부적절하다. 비만한 미국인들은 하루에 섭취하는 칼로리 중 지방으로 섭취하는 비율을 30% 미만으로 줄여야 하지만 우리나라 국민들은 20% 이상으로 높이는 것이 바람직하기 때문이다.

한국영양학회가 제시하고 있는 한국인의 영양소별 섭취 에너지 권장량은 탄수화물 65%, 단백질 15%, 지방 20%이다. 현재 우리나라 국민들의 평균 지방 섭취량은 20% 내외로 비교적 이상적으로 섭취하고 있는 것으로 보인다. 그러나 문제는 중장년층이다. 60세 이상의 중장년층의 지방 섭취 비율이 14% 미만으로 알려지고 있기 때문이다. 게다가 우리나라 노인들이 섭취하는 지방은 동물성지방에 비해 식물성지방이 압도적으로 많다. 따라서 근래에 우리나라에 불고 있는 채식열풍으로 식단을 채식 위주로 전환하려는 사람들이 많이 생기고 있는 것은 매우 우려스러운 일이 아닐 수 없다.

특히 건강에 관심이 많은 중장년층이 더욱 열성적으로 채식에 참

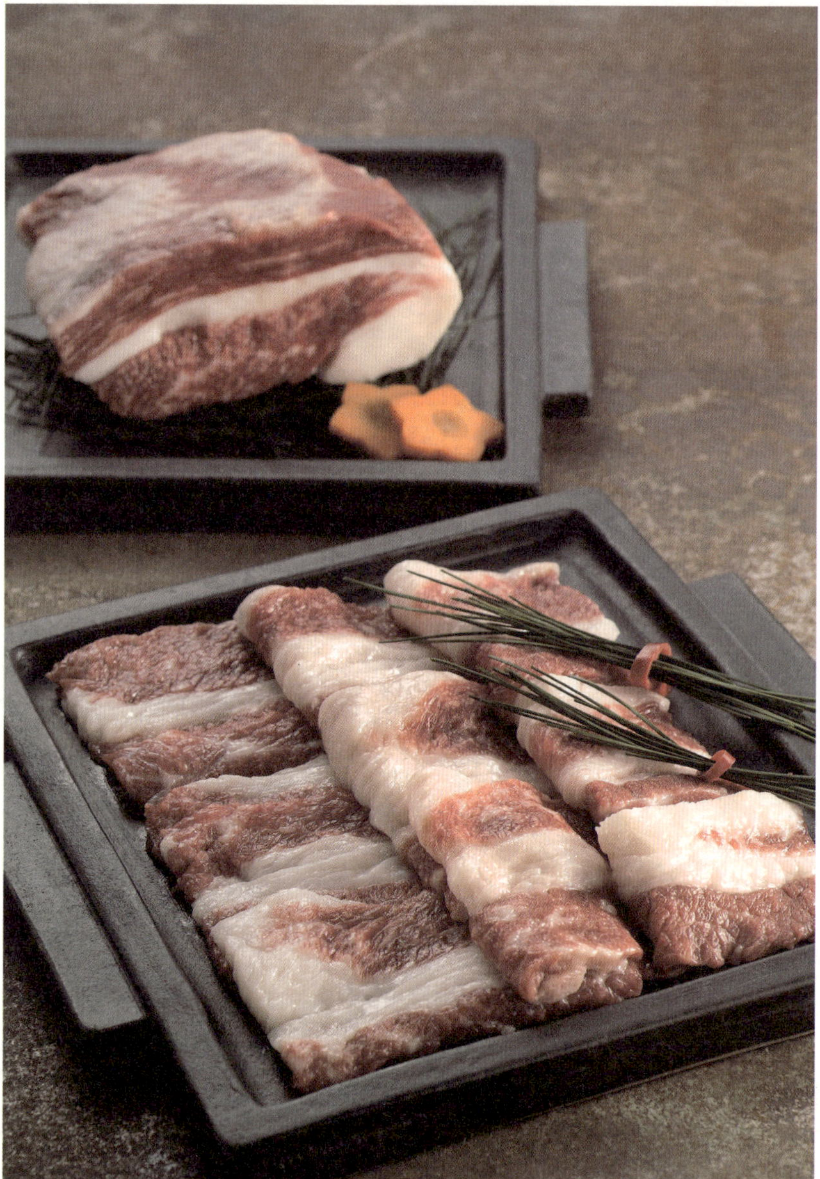

여하는 것은 바람직하지 않다. 대한민국의 중장년층, 다시 말해 연세가 많으신 어르신들은 현재도 지방 섭취가 부족한데 채식 위주로 식단을 전환할 경우 영양불균형이 초래될 것이 불을 보듯 확실하기 때문이다.

조금만 관심을 가지고 생각을 해 보면 우리나라처럼 채식을 잘하고 있는 나라가 그리 많지 않다는 것을 알 수 있다. 그런 우리가 언제부터 고기를 그렇게 많이 먹었다고 고기를 줄이고 채식 위주로 식단을 바꾼다는 말인가?

고기의 지방에 대한 오해와 편견 때문에 고기의 섭취를 줄여 양질의 단백질 공급을 줄인다는 것은 건강을 해치겠다는 것과 다를 바가 없는 말이다. 단백질은 우리의 몸을 구성하는 기본적인 성분으로, 만약 단백질이 부족하면 다양한 감염증과 싸워 이겨 낼 수 없고 혈관의 탄력성도 잃게 된다. 즉, 고기의 섭취가 부족해지면 각종 감염증 질환이나 뇌졸중과 같은 뇌혈관 질환에 걸리기 쉬워진다는 말이다.

불과 반세기 전만 해도 동물성지방의 섭취가 극도로 부족했던 한국인에게 꽃등심이나 삼겹살과 같이 지방 함량이 많은 부위의 고기는 너무나 훌륭한 동물성지방의 공급원이었다. 그러나 이제는 그 지방 때문에 사람들이 고기 먹는 것을 꺼리는 분위기다. 누가 퍼트렸는지 모르지만 '동물성지방은 나쁘고 식물성지방은 좋다'는 미국식 영양학의 포로가 됐기 때문이다.

하지만 고기의 지방을 우려하여 고기의 섭취를 꺼리는 것은 구더기가 무서워 장을 못 담그는 것과 같은 것이다. 만약 비만이 걱정이 된다면 그 원인을 고기의 지방에서 찾을 것이 아니라 다른 데서 찾아야 한다.

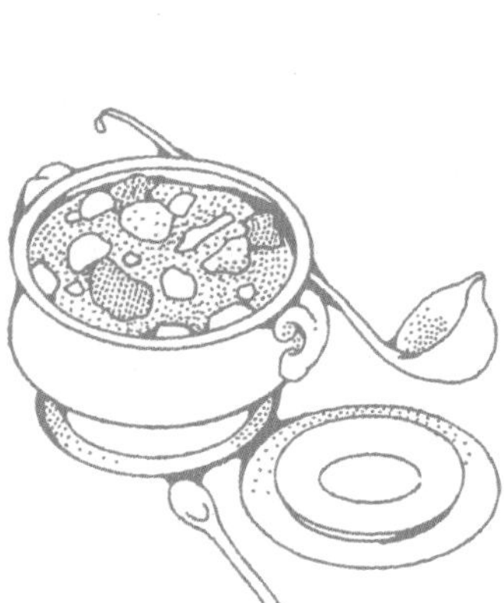

II

특정 지방산만 편식하지 마라

고기에 있는 지방이 건강에 좋은지 나쁜지를 논하기 위해서는 일단 지방에 대한 기본적인 지식이 필요하다. 먼저 용어부터 정리하자면 지방은 중성지방, 인지질, 콜레스테롤 등을 총칭하는 말이다. 이 중 우리가 먹는 음식에 함유된 지방은 대부분이 중성지방이다. 우리가 통상적으로 지방이라고 말할 때는 이 중성지방을 일컫는 것이다. 체내 지방세포 속에 축적된 중성지방을 체지방이라고 하는데, 체지방은 우리가 섭취한 영양분들 중 대사에 이용되지 못하고 남은 칼로리가 전환되어 만들어진다.

단백질과 탄수화물의 열량이 1g당 4kcal인 점과 비교하면 지방은 열량이 1g당 9kcal이므로 고칼로리 성분이다. 따라서 지방을 과다 섭취하면 당연히 살이 찌게 된다. 그러나 먹을 것이 부족하던 시절에는 고에너지 성분인 지방은 생존하는 데 필요한 귀한 존재였다. 영양이 넘쳐 나는 지금은 지방이 골칫거리 취급을 받고 있지만 살아남기 위해 에너지를 얻으려고 필사적이었던 시대에는 신이 내린 축복의 선물이었다.

고기의 지방 같은 동물성지방이나 식용유 같은 식물성지방이나 기본적인 구조는 같다. 즉, 한 개의 글리세롤glycerol에 세 개의 지방산이 연결된 중성지방이 대부분이다. 그런데 동물성지방은 실온에서 고체로 존재하는 것이 많지만 식물성지방은 액체로 존재하는 것이 많다. 흔히 이것을 보고 동물성지방이 혈관 속에서 고체로 굳어 혈관을 막아 동맥경화를 일으킨다고 주장하지만 이는 과학적으로 말이 되지 않는다. 만약 그렇다면 소나 돼지는 모두 혈관이 막혀 죽어야 한다.

오리고기나 닭고기의 지방도 실온에서 식용유처럼 액상으로 존재한다. 생선의 지방도 마찬가지다. 이렇게 어떤 지방은 실온에서 액상으로 존재하고 또 어떤 지방은 고체로 존재하는 것은 그 지방을 구성하고 있는 지방산의 구성비율에 따라 결정된다. 식품의 지방을 구성하는 지방산은 화학적 구조의 차이에 따라 포화지방산S, 단가불포화지방산M, 다가불포화지방산P으로 구분된다. 지방산을 구분할 때 일반적으로 사용하는 S, M, P는 각각 'Saturate fat', 'Mono-unsaturate fat', 'Poly-unsaturate fat'의 머리글자를 딴 약식기호로 식품의 지방산 구성을 표기할 때 많이 사용된다.

채식주의자들의 주장처럼 포화지방은 건강에 나쁘고 불포화지방은 건강에 좋다는 이분법적인 접근 방법은 옳지 않다. 오히려 포화지방산은 탄소결합에 수소가 모두 연결되어 있어 화학적으로 안정된 지방산으로 산화에 강하다는 좋은 면이 있다. 반면 불포화지방산은 수소가 연결될 자리에 탄소가 연결된, 즉 탄소끼리만 연결되어탄소의 2중결합 화학적으로 불안정한 지방산이다. 따라서 불포화지방산은 포화지방산에 비해 산화가 쉽게 일어난다는 단점이 있다.

불포화지방산은 다시 단가불포화지방산과 다가불포화지방산으로 분류한다. 올레산처럼 탄소의 2중결합이 하나 있는 것을 단가불포화지방산이라 하고, 탄소의 2중결합이 두 개인 리놀레산 또는 2중결합이 세 개인 리놀렌산 같은 것을 다가불포화지방산이라 한다. 그런데 포화지방산이나 단가불포화지방산은 당분이나 아미노

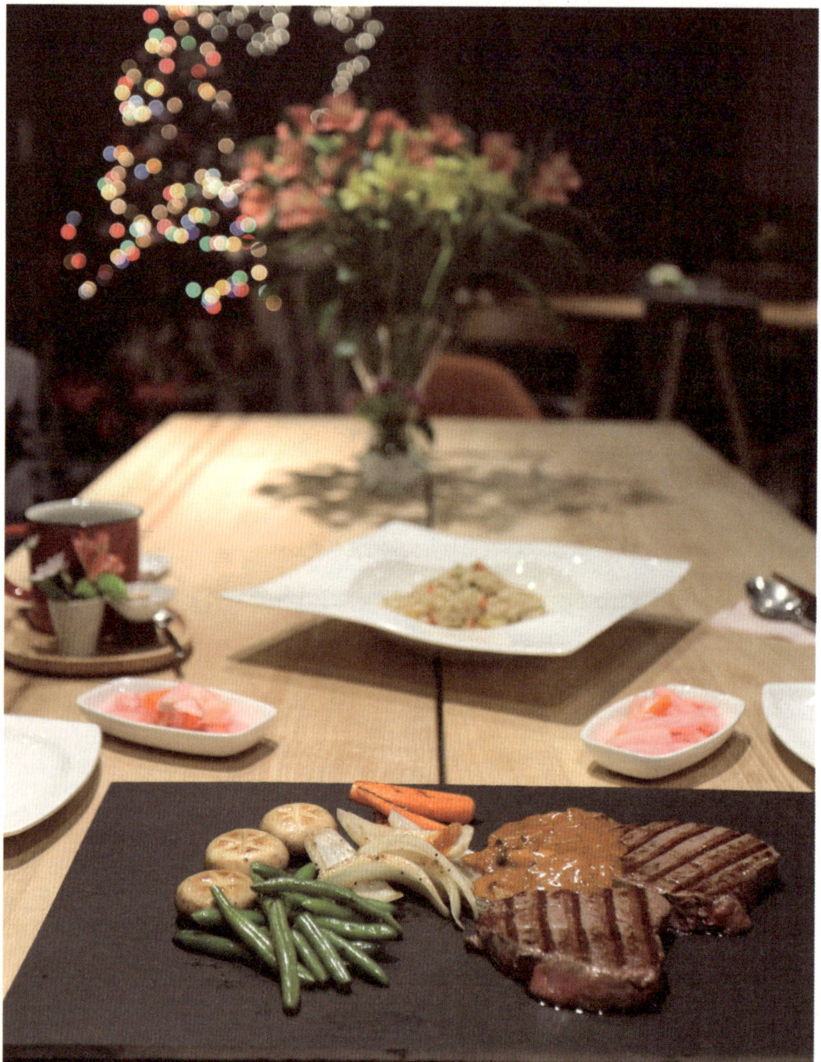

산을 이용하여 체내에서 합성이 가능하지만, 다가불포화지방산 가운데 리놀렌산 같은 것은 체내에서 합성되지 않기 때문에 꼭 음식을 통해 섭취할 필요가 있어 필수지방산이라 부른다.

필수지방산 때문에 마치 다가불포화지방산은 건강을 위해 꼭 섭취해야 하고 다른 지방산은 섭취를 피해야 한다는 생각도 잘못된 것이다. 각각의 지방산들은 체내에서 각각 다른 기능을 수행하기 때문에 골고루 섭취해야 한다. 어떤 특정 지방산만을 집중적으로 섭취하여 다른 지방산의 섭취가 부족해지면 건강에 적신호가 켜질 수 있기 때문이다.

포화지방산과 단가불포화지방산은 우리 몸이 사용하는 주된 에너지원으로 역할을 한다. 따라서 포화지방이나 단가불포화지방이 부족하면 우리 몸은 기력이 떨어져 제대로 힘을 쓸 수 없다. 반면, 다가불포화지방산은 세포막을 구성하는 인지질의 일부로서 우리 몸을 구성하는 모든 세포에 골고루 분포되어 콜레스테롤의 대사 운반이나 세포막에서 나오는 신호물질의 전달 등 생리활성물질로서 중요한 역할을 수행한다. 따라서 다가불포화지방산이 부족하면 감염증에 대한 저항력이 떨어지고 발육장애를 일으킬 수 있다. 그러므로 어떤 지방산이든 신체의 건강을 위해서 골고루 섭취해야 한다.

식물성과 동물성을 균형있게 섭취하라

우리나라 사람들이 고기의 지방, 즉 동물성지방이 몸에 안 좋다고 믿게 된 과학적인 근거를 만든 사람이 바로 미국의 생리학자 안셀 키즈Ancel Keys 박사다. 그는 1953년에 〈아테롬성 동맥경화증, 현대인들의 건강을 위협하다〉라는 제목의 연구논문을 통해 지방의 과다 섭취가 심장병의 원인이라는 가설을 발표했다.

당시 미국은 전체 사망률은 감소하고 있었지만 심장병으로 인한 사망률은 꾸준히 증가하고 있어 사회적으로 큰 문제였다. 이에 미국인의 높은 심장병 발병률의 원인을 구명하고자 키즈 박사는 미국, 캐나다, 호주, 영국, 이탈리아, 일본 등 6개 국가를 대상으로 대대적인 조사를 벌였다. 그 결과 미국인들이 지방 섭취량이 가장 많고 심장질환 관련 사망률도 가장 높은 반면, 일본인들은 지방 섭취량이 가장 낮고 심장질환 관련 사망률도 가장 낮은 것으로 조사됐다. 따라서 키즈 박사는 지방이 심장질환을 유발한다고 발표했다.

키즈 박사의 이 가설은 많은 과학자들로부터 과학적인 오류가 많다고 비판을 받았다. 하지만 미국심장협회와 언론매체는 지방을 많이 섭취하면 심장질환으로 사망할 확률도 높아진다고 홍보했다. 미국은 자국민의 심장질환 발병률이 세계에서 가장 높은 원인을 밝히고 대안을 제시할 필요가 있었기 때문이었다. 키즈 박사도 자신의 주장에 반대하는 사람들을 향해 적극적으로 대응했다. 그는 자신이 표지모델로 나온 '타임'지에서 "사람들은 진실을 알아야 한다. 알고서도 자신을 죽음으로 몰아넣는 음식을 먹고 싶어 한다면, 그렇게 하도록 내버려 둬라."라고 말했다.

이후 키즈 박사는 1970년에 다시 미국, 일본, 이탈리아, 그리스, 유고슬라비아, 핀란드, 네덜란드 7개 국가의 식습관을 조사한 연구논문을 발표했다. 그리고 그는 이 연구논문에서 동물성지방의 섭취가 심장질환으로 인한 사망률 증가의 원인이라고 확정했다. 그는 동물성 식품에 함유되어 있는 포화지방이 콜레스테롤의 수치를 상승시키고, 그 결과 심장질환을 유발한다는 결론을 내렸다.

키즈 박사의 이 논문은 그의 가설을 지지하는 많은 사람들에게 대단한 환영을 받았지만 또 다른 과학자들은 이 논문 또한 과학적으로 오류가 많다고 논쟁을 벌였다. 특히 키즈 박사가 미가공 데이터를 제시하면서 연구결과인 것처럼 꾸민 점이 집중적인 공격을 받았다. 그러나 키즈 박사의 가설과 주장에 과학적으로 오류가 많았음에도 불구하고, 비만으로 심장병의 발병률이 높았던 미국 사회는 포화지방이 심장질환의 원인이라고 믿었다.

그 후 지난 수십 년 동안 미국뿐만 아니라 동물성지방의 섭취가 많지 않았던 우리나라도 동물성지방의 포화지방이 동맥경화와 심혈관계 질환을 유발한다는 경고를 들어 왔다. 그런데 흥미로운 사

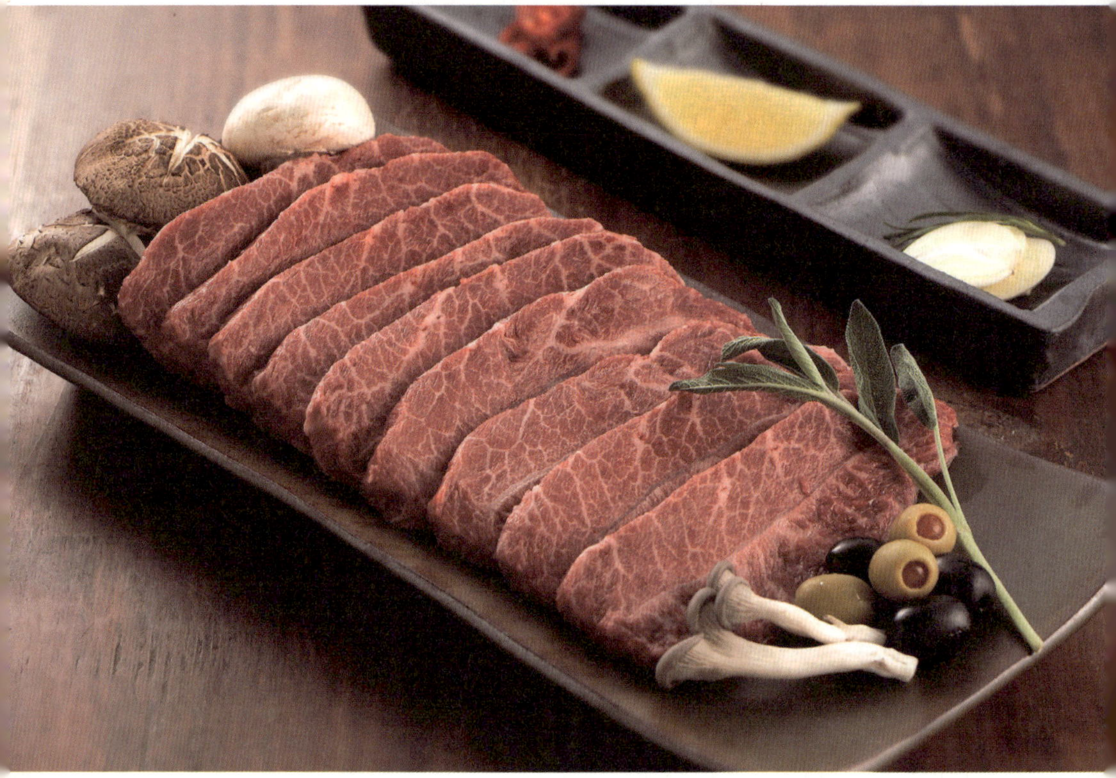

실은 그 어떤 과학자도 포화지방이 정확하게 어떻게 우리의 건강에 나쁜지 밝혀내지 못하고 논쟁만 뜨겁게 이어졌다는 것이다. 그런 논쟁의 대표적인 예가 케냐와 탄자니아에 거주하는 유목민족인 마사이족의 경우다.

마사이족은 양치기를 하면서 주로 양젖과 양고기를 주식으로 먹고 산다. 이런 식단은 최소한 60% 이상이 지방이고 그중 절반은 포화지방이 차지한다. 키즈 박사의 이론에 따르면 이런 식단으로 매일 식사를 한다면 분명 콜레스테롤이 혈관을 막아 동맥경화가 일어나고 심장병으로 죽는 사람이 속출해야 한다. 그러나 마사이족은 마른 체형일 뿐만 아니라 콜레스테롤 수치도 매우 낮고 심혈관계 질환과는 거리가 멀었다.

처음에 이러한 사실이 연구결과로 보고됐을 때, 당황한 과학자들은 마사이족들이 고콜레스테롤의 발생을 억제하는 특정 유전인자를 보유하고 있다고 주장했다. 하지만 후속 연구들에서도 상식처럼 알려진 사실, 즉 포화지방의 섭취가 심장병을 유발한다는 것과는 상반되는 결과가 나타났다.

이처럼 동물성 포화지방이 혈중 콜레스테롤 수치를 상승시켜 심혈관질환을 유발한다는 안셀 키즈 박사의 주장 이후, 전 세계적으로 식품의 지방에 대한 논란이 복잡하게 전개됐다. 주로 어떤 지방은 건강에 해롭고 어떤 지방은 이롭다는 식의 다양한 주장들이 발표됐다. 이런 주장들이 난무하는 가운데 사람들은 포화지방, 불포화지방, 중성지방, 콜레스테롤, 필수지방산, 다가불포화지방산, 오메가-3 지방산, 오메가-6 지방산, 트랜스지방 등과 같은 용어들을 자연스럽게 듣게 됐다.

그리고 연일 신문이나 매스컴에서는 새로 나온 연구결과라며 어떤 것은 먹어도 되고 어떤 것은 먹으면 나쁘다는 뉴스를 보도했다. 그런 뉴스 중에 가장 대표적인 논란이 '혈관건강에 고기의 지방 같은 동물성지방은 나쁘고 올리브유 같은 식물성지방은 좋은가?'라는 것이었다.

고기의 지방, 즉 동물성지방이 혈관건강에 미치는 영향에 대해 바로 알기 위해서는 먼저 포화지방과 불포화지방에 대한 기본적인 이해가 필요하다. 포화지방은 고기, 우유, 유제품 같은 동물성지방에 많이 함유되어 있으며, 코코넛유나 팜유 같은 식물성지방에도 많이 들어 있다. 그런데 고기의 지방에 포화지방이 많다고 해도 불포화지방보다 많지는 않다. 소고기와 돼지고기의 포화:불포화 비율은 대략 45:55 정도로 불포화 비율이 오히려 높다. 참고로 라면을 튀길 때 사용되는 팜유의 포화:불포화 비율은 대략 50:50이다.

세계보건기구는 포화지방을 너무 많게 또는 너무 적게 섭취하면 생활습관병에 걸린다고 경고하고 있다. 포화지방산 중 미리스틴산과 팔미틴산은 심혈관계 질환과 관련이 있는 것으로 알려졌는데,

미리스틴산은 코코넛유와 팜유에 많고 팔미틴산은 소나 돼지의 체외지방비계에 많이 들어 있다. 그러나 코코넛유, 팜유, 소나 돼지의 비계 같은 유지들이 주로 즉석식품이나 과자 같은 가공식품의 재료로 많이 사용된다. 따라서 직접 조리된 음식을 통해 이들 지방산들을 섭취할 가능성은 낮다.

한편, 불포화지방은 식물성 식용유와 어패류에 많이 함유되어 있는 지방이다. 상대적으로 불포화지방의 비율이 낮은 소고기나 돼지고기의 지방은 상온에서는 고형이지만 불포화지방산이 비율이 높은 식물성 기름이나 어패류의 지방은 상온에서도 액체 상태로 존재한다. 이런 불포화지방은 다시 단가불포화지방과 다가불포화지방으로 나눈다.

단가불포화지방산의 대표적인 것이 올레산으로 올리브유와 동물성지방에 많다. 올레산은 일반인이 섭취하는 단가불포화지방산의 약 90% 정도를 차지하며 나쁜 콜레스테롤인 LDL을 감소시키며 산화에 강하다는 특징이 있다. 다가불포화지방산은 다시 오메가-6 지방산과 오메가-3 지방산으로 나눈다. 오메가-6계 지방산에는 리놀레산, γ-리놀렌산, 아라키돈산 등이 있고, 오메가-3 지방산에는 α-리놀렌산, EPAeicosa pentanoic acid, DHAdocosa hexanoic acid 등이 있다.

대부분 영양학자들은 건강을 위한다면 포화지방산, 단가불포화지방산, 다가불포화지방산을 3:4:3 비율로 섭취하라고 권장한다.

식물성 유지를 적절히 사용해 고기와 어패류, 콩으로 만든 식품, 달걀, 우유나 유제품을 하루 한 번씩 먹으면 대략 이런 비율로 섭취하게 된다.

진짜 나쁜 지방은 트랜스지방

건강한 장수를 원한다면 포화지방산이든 불포화지방산이든 균형을 맞춰 적정한 양을 섭취해야 한다. 각각의 지방은 체내에서 각각 다른 기능을 담당하므로 어떤 특정 지방산이든 지속적으로 편식하면 건강에 문제가 발생할 수 있기 때문이다. 그런데 지방산 중에 소량이라도 섭취하면 안 되는 것이 있다. 바로 근래에 세상의 이목을 집중시키고 있는 트랜스지방산이다.

트랜스지방은 액체 상태의 식물성 불포화지방에 수소를 넣고 가압하고 가열할 때 생성된다. 즉, 액상의 불포화지방이 화학처리를 통해 포화지방 같은 고체인 지방으로 바뀔 때 생성되는 지방산으로 마가린, 패스트 스프레드, 쇼트닝 같은 유지에 많이 함유되어 있다. 식품업계에서 트랜스지방을 사용하는 이유는 트랜스지방으로 튀기면 바삭바삭하고 고소해지기 때문이다.

식물성 기름을 빵에 발라먹을 수 있도록 고체 상태로 만든 마가린의 원료는 유지가 80% 이상을 차지한다. 패스트 스프레드는 마가린 가운데 유지 함유율이 80% 이하인 것으로 가공식품에 주로 이용된다. 쇼트닝은 유지를 원료로 한 반죽 전용 고형 유지로 쿠키나 비스킷 등의 바삭바삭한 식감을 살리는 데 이용된다.

세계보건기구는 인공으로 만들어진 트랜스지방을 지나치게 많이 섭취하면 혈중 HDL은 감소하는 반면 LDL은 증가함으로 심각한 심장병 발병의 원인이 될 수 있다고 경고하고 있다. 또한 미국은 하루 총 섭취 열량에서 트랜스지방이 차지하는 비율을 1%를 넘지 말 것을 권고하고 있다. 포화지방보다 트랜스지방이 문제인 것이다.

그런데 우리나라 채식주의자들은 고기의 지방에 있는 포화지방이 혈중 콜레스테롤 수치를 높여 동맥경화를 일으키는 원인이라고 말한다. 그러나 이는 동물성지방의 섭취량이 지나치게 많은 미국 같은 나라에서나 맞는 말이다. 고기의 섭취량이 그리 많지 않은 우리나라에서는 고기의 지방이 동맥경화의 원인이라고 하는 것은 적절하지 않다.

게다가 최근 2014년 미국 오하이오 주립대학의 제프 볼레크 박사팀의 연구에 따르면, 포화지방의 섭취량이 늘어나도 혈중 지방량

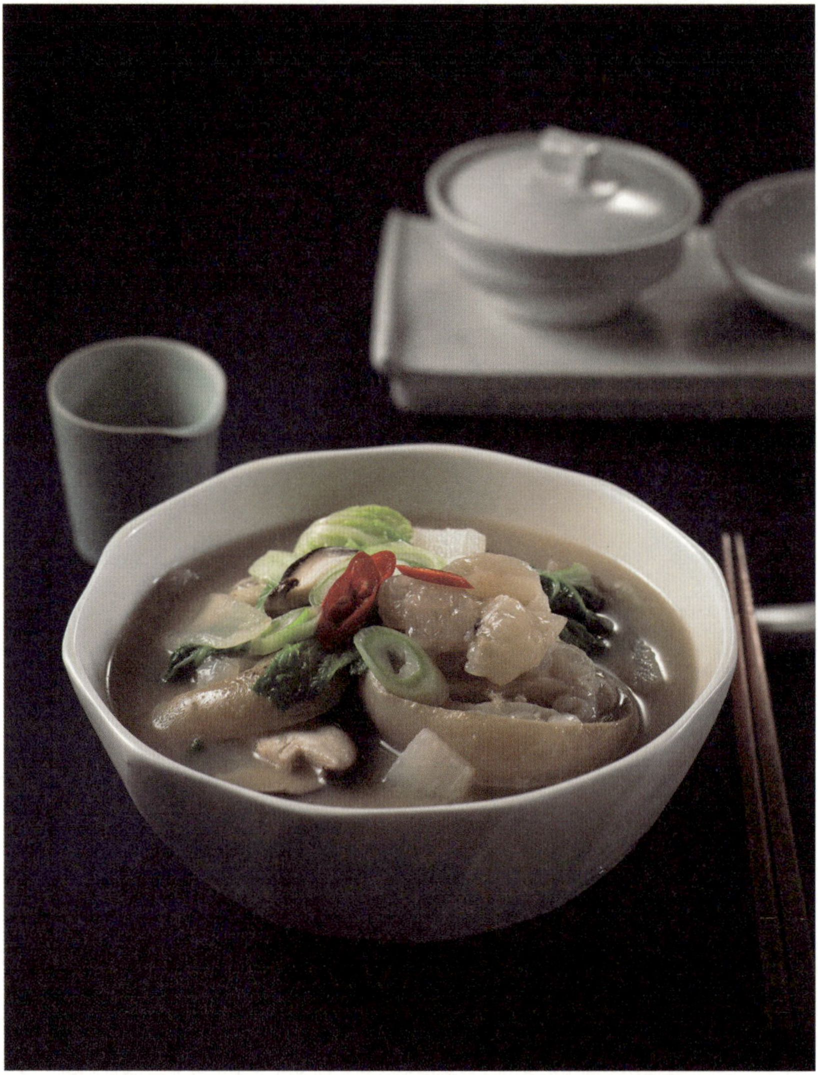

은 늘어나지 않거나 감소하는 반면, 탄수화물의 섭취량이 늘어나면 오히려 혈중 지방량이 증가한다고 한다. 하루 칼로리 섭취량은 같아도 포화지방 비율을 높이고 탄수화물 비율을 줄이면 혈중 지방량은 변함이 없거나 줄고 혈당, 혈압, 과체중은 개선된다는 연구결과다.

이 연구에 따르면 포화지방 섭취량이 높았던 기간에는 혈중 포화지방과 콜레스테롤 수치에는 변함이 없지만, 포화지방 비율이 점점 줄어들고 탄수화물 비율은 올라가면서 팔미톨레산palmitoleic acid 수치가 점점 높아지는 것으로 나타난다. 즉, 전체적으로 고지방-저탄수화물 식사 때는 팔미톨레산이 줄어들고 저지방-고탄수화물 식사 때는 증가하는 현상이 나타난다는 것이다. 혈중 팔미톨레산 수치가 상승하면 비만, 염증, 인슐린 저항, 대사증후군, 제2형 당뇨병, 심장병 등의 위험이 높아진다.

더 흥미로운 결과는 포화지방 섭취 비율이 높았을 때는 혈당, 혈압이 개선되고 체중도 상당히 줄어들었다는 것이다. 볼레크 박사의 설명에 따르면 탄수화물 섭취가 많아질수록 연소되는 것보다 지방으로 전환되는 것이 많아지는 반면, 포화지방 섭취가 많아지면 체내에 저장되기보다는 에너지로 연소된다. 따라서 탄수화물을 적정 비율로 줄이고 포화지방을 적정 비율로 늘리면 포화지방이 체내에 저장되지 않고 연소되게 할 수 있다는 것이다.

더욱이 고기의 포화지방이 혈중 콜레스테롤의 수치를 높이고, LDL-콜레스테롤이 직접 혈관내벽에 축적되어 동맥경화를 유발하는 것도 아니다. 동맥경화란 동맥의 벽이 두꺼워지고 굳어져 혈관의 안쪽 공간이 좁아지는 것을 말한다. 동맥경화에도 여러 종류가 있는데, 우리나라 사람들이 가장 많이 알고 있는 일반적인 것은 혈관내벽에 LDL-콜레스테롤이 축적하여 죽상종을 만들어 발생하는 '아테로마Atheroma 경화'라는 것이다.

하지만 오래된 수도관에 물때가 쌓이는 것처럼 콜레스테롤이 혈관 내벽에 쉽게 쌓이는 것은 아니다. 혈관의 가장 안쪽에는 내피세포라는 방어벽이 있어 LDL-콜레스테롤이 쉽게 침입될 수 없기 때문이다. 그러나 만약 LDL-콜레스테롤이 활성산소에 의해 산화되면 변성이 일어나 내피세포에 쉽게 들어갈 수 있게 된다. 또한 내피세포가 고혈압이나 고지혈증, 혈소판 등에 의해 상처가 날 경우에도 산화-LDL이 쉽게 침입할 수 있게 된다. 이렇게 혈관에 들어간 산화-LDL이 죽상종을 만들고, 이게 터지면서 혈전이 생겨 동맥경화를 유발한다.

그러므로 고기 섭취량이 적은 한국에서는 동맥경화의 원인을 고기의 포화지방에서 찾으면 안 된다. 오히려 고기 섭취량이 적은 것을 감안하여 다른 식품의 지방에서 찾아야 한다. 예를 들어 과자,

팝콘, 빵, 케이크, 도넛, 튀김, 인스턴트 커피 같은 식품에 들어 있는 포화지방이나 트랜스지방에서 찾아야 한다는 말이다. 미국의 뉴욕 주립대 의대 학장인 마이클 로이진 교수의 연구에 따르면 심혈관질환의 주범은 트랜스지방과 포화지방으로 이것들의 섭취를 줄이면 수명이 4년 늘어난다고 한다.

트랜스지방의 위해성은 포화지방과 마찬가지로 미국에서 시작해서 우리나라에 전파됐다. 트랜스지방은 혈전으로 인한 염증을 억제하는 좋은 콜레스테롤은 줄이고, 심혈관이나 뇌혈관 질환의 위험을 높이는 나쁜 콜레스테롤은 증가시킨다. 또 심장마비나 뇌졸중의 위험을 높이는 LDL을 증가시키고, 혈전으로 인한 염증을 억제하는 HDL은 감소시킨다는 것이 밝혀졌다.

이제 어떤 지방이 건강에 진짜 나쁜 지방인지 명확해졌다. 진짜 나쁜 지방은 고기의 포화지방이 아니라 식물성 불포화지방으로부터 생성된 트랜스지방이다. 고기가 억울한 누명을 벗는 순간이다.

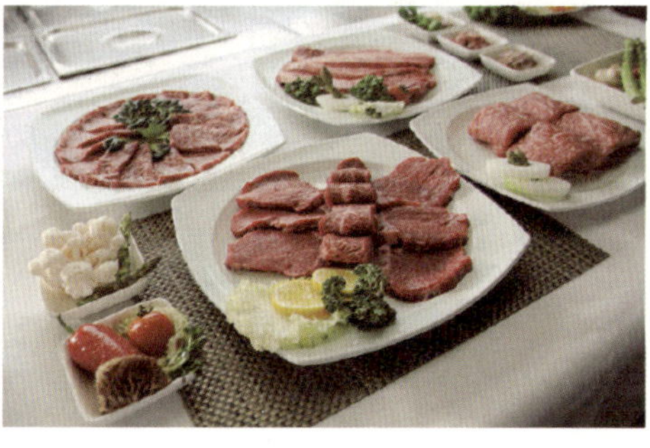

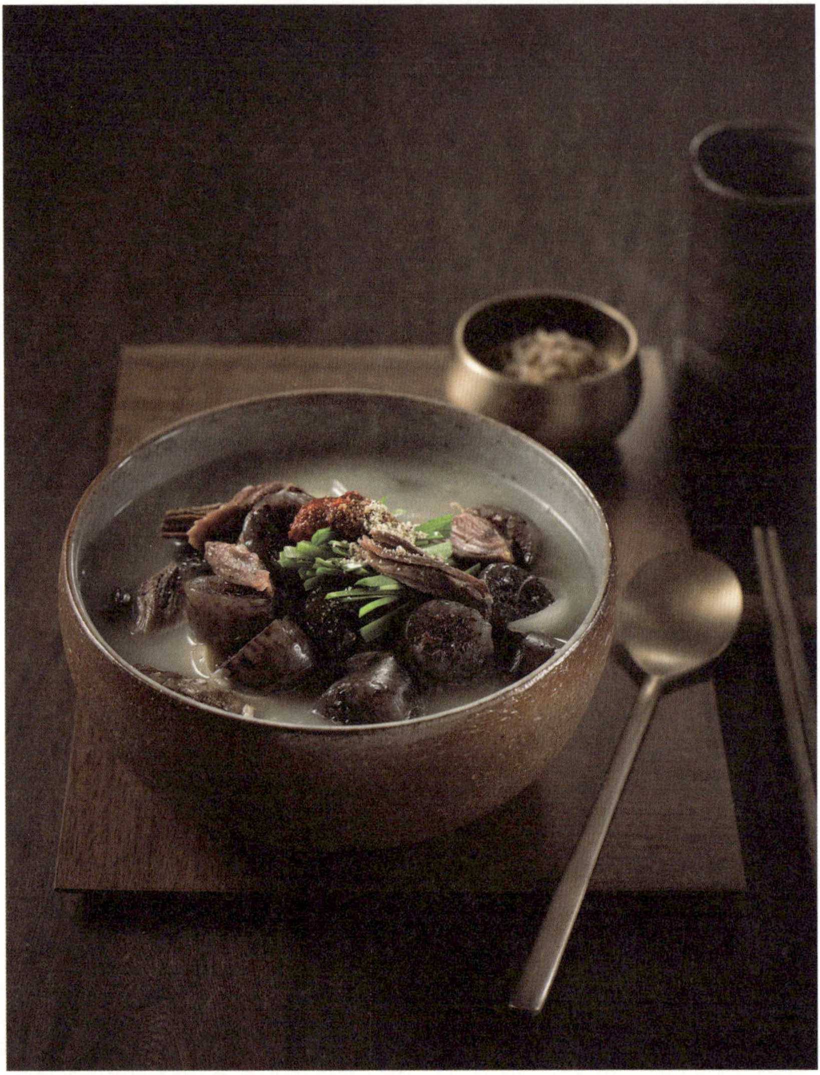

고기의 지방은 무죄

고혈압은 '침묵의 살인자silent killer'라는 별명처럼 치명적이고 완치가 힘들다. 고혈압의 치료가 어려운 것은 유전적 요인과 환경적 요인의 복합적인 영향을 받기 때문이다. 특히 환경적 요인 중 식생활이 고혈압과 가장 밀접한 관련이 있다. 따라서 일단 고혈압에 걸리면 식사요법, 운동요법, 약물요법을 적절히 활용해 가면서 평생 잘 다스리며 사는 현명함이 필요하다.

채식주의자들의 주장과 반대로 오히려 채식 식단은 고혈압의 원인이 될 수 있다. 식물성 식재료들은 하나같이 특유의 쓴맛을 가지고 있기 때문에 조리할 때 어떤 형태로든 염분의 사용량이 많아지기 때문이다. 따라서 고기의 단백질 같은 양질의 단백질 섭취가 적고, 염분이 많이 들어가는 식물성 반찬들을 통해 나트륨이 과다하게 섭취되면 고혈압이나 뇌졸중에 걸리기 쉽다. 염분의 과다 섭취, 엄밀히 말해서 나트륨의 과다 섭취는 혈관의 유연성을 잃게 만들며 혈관의 내경을 좁게 만들기 때문이다.

한식이 주식이라 곡채식을 너무나 잘하고 있는 우리나라 국민의 하루 평균 소금 섭취량은 12.5g나트륨 5g이 넘는다. 전문가들은 고혈압을 예방하기 위해서는 나트륨 섭취량을 2g으로 줄여야 한다고 말한다. 이것을 소금으로 환산하면 하루 권장 섭취량이 5g이다. 그런데 핵산조미료 성분을 자연적으로 가지고 있는 고기는 미각적으로도 우수하기 때문에 조리할 때 소금의 사용량을 줄이게 만든다.

미역국에 소고기가 들어간 것과 안 들어간 것의 맛의 차이는 눈을 감고 먹어 봐도 알 수 있다. 김치찌개에 돼지고기가 들어간 것과 그렇지 않은 것도 마찬가지다. 즉, 어떤 요리든지 고기가 들어가면 소금이나 조미료의 사용량이 줄어들 수밖에 없다. 만약 하루 소금 섭취량을 절반으로 줄이면 수축기 혈압이 평균 4~6mmHg 낮아진다. 게다가 고기가 가지고 있는 양질의 단백질은 체내에 잔류하는 나트륨을 배출하는 효과도 있다.

그러므로 고기의 지방을 과다하게 섭취하면 고혈압에 걸릴 수 있지만, 반대로 고기의 단백질은 고혈압 예방에 효과가 좋다. 동물성 지방에 많은 포화지방과 콜레스테롤이 뇌졸중을 포함한 심혈관계 질환의 원인이라고 생각하는 것은 비만한 미국식 사고방식이다. 고기 섭취량이 극도로 적은 우리나라 노인들의 뇌졸중 발생 원인은 동물성지방의 섭취가 지나치게 많은 미국과는 분명 다른 것이다.

어쩔 수 없이 곡채식을 하고 있는 우리나라 노인들은 염분을 과다하게 섭취하는 대신 단백질과 지방은 적게 섭취하고 있는데 바로 이것이 뇌졸중의 주요 원인이다. 그래서 오히려 콜레스테롤 수치가 낮은 농촌지역에서 뇌졸중의 발생률이 높다. 일본의 경우도 1965년도까지 뇌졸중에 의한 사망률이 세계 1위였으나, 식생활의 개선으로 고기의 섭취량이 증가하면서 뇌졸중이 급속하게 감소했다.

뇌졸중의 발생 양상도 다르다. 일반적으로 뇌졸중은 뇌의 혈관이 찢어져 출혈을 하는 뇌출혈과 혈관이 막히는 뇌경색으로 나눌 수 있는데, 우리나라의 노인들의 경우는 고혈압에서 뇌의 모세혈관벽에 괴사가 일어나서 출혈을 일으키는 뇌출혈이 많다. 또한 뇌경색도 고혈압에 의하여 뇌동맥 내에 괴사가 일어나고 혈전이 생겨 혈관을 막는 '동맥괴사형'이 대부분이다.

한국 노인들의 경우는 영양부족과 고혈압이 뇌졸중의 원인이다. 즉, 양질의 단백질이나 지방을 가진 고기 같은 식품의 섭취 부족, 여기에 밥과 된장국, 소금에 절인 김치나 나물반찬 등에서 오는 염분의 과다 섭취가 뇌졸중의 원인이라는 말이다. 한국인의 고혈압에 있어 고기의 지방은 무죄, 채식의 나트륨은 유죄인 것이다.

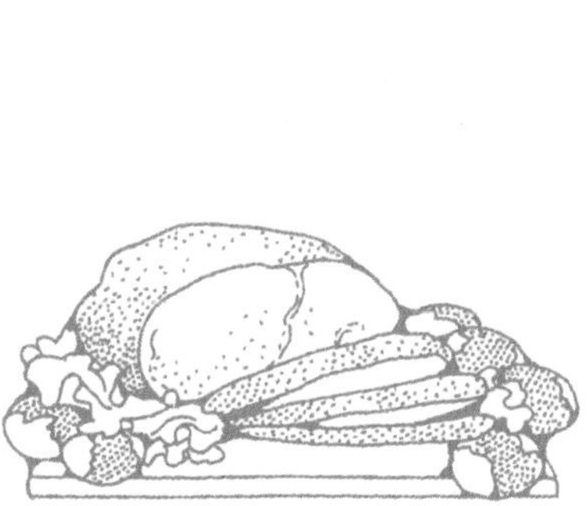

지방을 정복해야 건강이 보인다

인간의 건강과 풍요로운 삶을 위한 축복의 선물인 고기는 모든 사람들의 입맛을 사로잡는다. 고기의 독특하고 고소한 맛은 일차적으로 지방에서 오고 그 뒤에 구수한 단백질의 맛이 뒤따른다. 모든 식품은 지방이 있으면 맛있게 느껴지지만 아름다운 장미에는 가시가 있듯이 지방도 조심해야 할 특성을 가지고 있다. 바로 지방을 구성하는 지방산의 화학적 구조에서 오는 위험성이다.

우리가 말하는 지방은 대부분 중성지방으로 이 중성지방은 지방산과 글리세롤로 구성된다. 그런데 지방산은 이름 그대로 '지방+산'의 조합으로 이루어지는데, 지방은 기름에 잘 녹지만 물에는 잘 녹지 않는 반면 산은 물에 잘 녹지만 기름에는 잘 녹지 않는다. 둘의 이런 상극관계 때문에 지방산은 체내에서 자칫 문제를 일으킬 수 있다.

우리 몸을 이루고 있는 세포들은 모두 세포막으로 둘러쌓여 있다. 이 세포막은 이중 구조로 물에 녹기 쉬운 부분이 바깥쪽에, 기름에 녹기 쉬운 부분이 안쪽에 규칙적으로 배열되어 있다. 그런데 여기에 지방산이 접촉하면 물에 잘 녹는 산은 세포막 바깥쪽과 합쳐지고, 동시에 기름에 잘 섞이는 지방 부분은 안쪽으로 들어가려고 해서 세포막의 질서가 깨질 수 있다. 따라서 지방산이 대량으로 무질서하게 체내에 흡수되면 세포막의 파괴가 일어날 수 있다.

심근경색은 체내 지방의 산화가 밀접하게 관련이 있으며 지방을 산화시키는 주역은 활성산소이다. 활성산소의 공격을 받은 지방은 산화되어 관상동맥의 벽에 죽상종으로 고이게 되고, 죽상종에서 혈액이 흘러나오거나 또는 죽상종이 충격을 받아 터지면 혈전이 되어 관상동맥을 막히게 만든다. 이 혈전이 혈관에서 흘러나오면 혈류에 실려 뇌까지 흘러들어 가 뇌의 동맥을 굳어지게 만들기도 한다. 그렇다고 너무 걱정할 일은 아니다. 정상적인 경우에는 음식물로 섭취된 지방산의 대부분은 글리세롤과 결합하여 중성지방을 만들기 때문이다. 이렇게 만들어진 중성지방은 지방세포에 저장되고, 저장된 중성지방은 필요할 때 적당량이 분해효소에 의해 분리되어 나와 훌륭한 에너지원으로 사용된다.

체내 지방이 산화하는 확률은 지방 함량이 많을수록, 즉 섭취되는 지방의 양이 많을수록 높아진다. 그리고 화학적으로 불안정한 다가불포화지방일수록 산화되기 쉽다. 따라서 체내 지방이 활성산소에 의해 산화가 일어나 혈관내벽에 죽상종을 만들지 않기 위해서는 다음 두 가지 사실을 알아 두어야 한다.

첫째, 섭취하는 총 지방의 양이 과도하지 않아야 한다. 고기의 지방처럼 비교적 산화에 안정한 포화지방이든 식물성지방처럼 산화에 불안정한 다가불포화지방이든 상관없다. 지방은 무조건 과하게 섭취하면 안 된다. 채식주의자들은 올리브기름 같은 식물성지방이 좋다고 하지만, 지방은 종류에 상관없이 과도하게 섭취되면 모두 안 좋다. 오히려 식물성지방은 포화도가 낮아 산화되기 쉽기 때문에 혈관벽에 죽상종을 만들기 쉽다.

둘째, 체내에서 지방이 쉽게 산화되지 못하도록 항산화 효과가 있는 음식을 같이 섭취하는 것이 좋다. 그런 점에서 우리가 고기를 먹을 때 항상 항산화 효과가 있는 야채와 함께 먹는 것은 매우 좋은 식습관이다. 지방을 많이 섭취해도 항산화 식품과 함께 섭취하면 혈관건강을 지킬 수 있다. 예를 들어, 영국과 프랑스는 지방의 섭취량이 비슷하나 프랑스 사람들이 적포도주를 즐겨 마시는 이유로 심근경색의 발병률이 훨씬 낮다. 일명 '프렌치패러독스French paradox'로 불리는 이 현상의 이유는 적포도주에는 항산화 효과가 높은 폴리페놀이 많이 들어 있기 때문이다.

그러므로 결론은 간단하다. 고기의 지방이 걱정되어 고기 섭취를 피할 이유는 전혀 없다. 또 의도적으로 식물성지방만 고집하며 섭취할 이유도 없다. 하나님이 인간에게 축복의 선물로 준 지방을 정복하여 건강을 지키는 비결은 '고기 먹는 채식'이다.

III

콜레스테롤의 패러독스

고기를 많이 먹는, 즉 동물성지방의 섭취가 많은 유럽에서도 오랫동안 콜레스테롤의 수치를 낮추면 관상동맥 질환의 발생을 줄일 수 있다고 생각해 왔다. 그러나 문제는 체내 콜레스테롤의 수치가 낮아지면 암의 발생률이 높아진다는 것이 밝혀진 것이다. 즉, 심장의 관상동맥이 막히는 질병인 허혈성심장질환으로 사망할 확률은 콜레스테롤의 수치가 높아지는 만큼 증가하지만, 반대로 콜레스테롤의 수치가 낮아질수록 암으로 사망할 확률이 높아지는 것으로 나타난 것이다.

그렇다면 왜 콜레스테롤 수치가 낮아지면 암의 발생률이 증가하는 것일까? 이에 대해서는 지금까지도 의견이 분분하지만, 낮은 콜레스테롤 수치가 암의 직접적인 원인이라기보다는 콜레스테롤 수치를 낮추기 위한 식단 때문이라는 해석이 설득력 있어 보인다. 즉, 콜레스테롤을 낮추기 위한 식단은 영양이 부족하거나 편중될 수밖에 없기 때문에, 이것이 암의 발생요인이 될 수 있다는 것이다.

예를 들어, 콜레스테롤의 좋은 공급원이라 할 수 있는 고기와 같은 동물성 식품을 먹지 않는 채식이나 곡채식의 식단은 양질의 단백질이 부족할 뿐만 아니라 지용성 비타민, 특히 비타민 A나 비타민 E의 결핍을 피할 수 없다. 이 같은 지용성 비타민들은 체내에서 다양한 기능을 발휘하는데, 정상 세포를 튼튼히 지키고 암의 발생을 억제하는 역할도 수행한다.

따라서 심혈관계 질환이 사망원인 1위인 미국과 달리 암이 사망원인 1위인 대한민국의 사람들, 특히 채식이나 곡채식을 하는 사람들은 암에 걸릴 확률을 낮추기 위해서라도 어떠한 형태로든 고기를 섭취하는 것이 필요하다.

학계에서는 콜레스테롤 수치가 지나치게 높아지면 심근경색의 위험이 높아지고, 반대로 지나치게 낮아지면 암의 위험성이 높아지는 소위 'U형 곡선'의 관계가 매우 잘 알려져 있다. 이 U형 곡선은 건강을 유지하기 위한 적정 콜레스테롤 수치를 위해 고기와 같은 동물성 식품의 섭취가 부족하지 않도록 식사를 하라는 의미를 함축적으로 담고 있다. 더욱 흥미로운 것은 대개 암의 증상이 발견되기 전에 콜레스테롤 수치의 저하가 먼저 발생하기 때문에, 콜레스테롤 수치의 저하를 암의 조기발견 척도로 이용할 수 있다는 것이다.

한편 헬싱키 대학에서 콜레스테롤 수치와 관련하여 흥미로운 연구를 실시했다. 이 연구에서 범죄자들을 폭력성 범죄자와 비폭력적 범죄자로 구분하여 혈중 콜레스테롤을 비교했더니, 폭력성 범죄자들의 혈중 콜레스테롤이 낮은 것으로 조사됐다. 또 같은 연구를 소년원에 있는 청소년을 대상으로 실시했는데, 결과는 역시 공격적인 성격을 가진 청소년들의 혈중 콜레스테롤 수치가 낮은 것으로 나타났다. 이 같은 연구결과들을 종합해보면, 확실히 혈중 콜레스테롤의 수치가 높으면 낙천적이고 온순해지며 집중력이 높아져 삶에 주도적이 되지만, 반대로 혈중 콜레스테롤의 수치가 낮으면 비관적이고 폭력적이 되며 산만해지고 민감해져 삶이 우울해지는 것으로 정리된다.

그렇다면 왜 콜레스테롤의 수치가 낮으면 우울증에 걸리기 쉽고

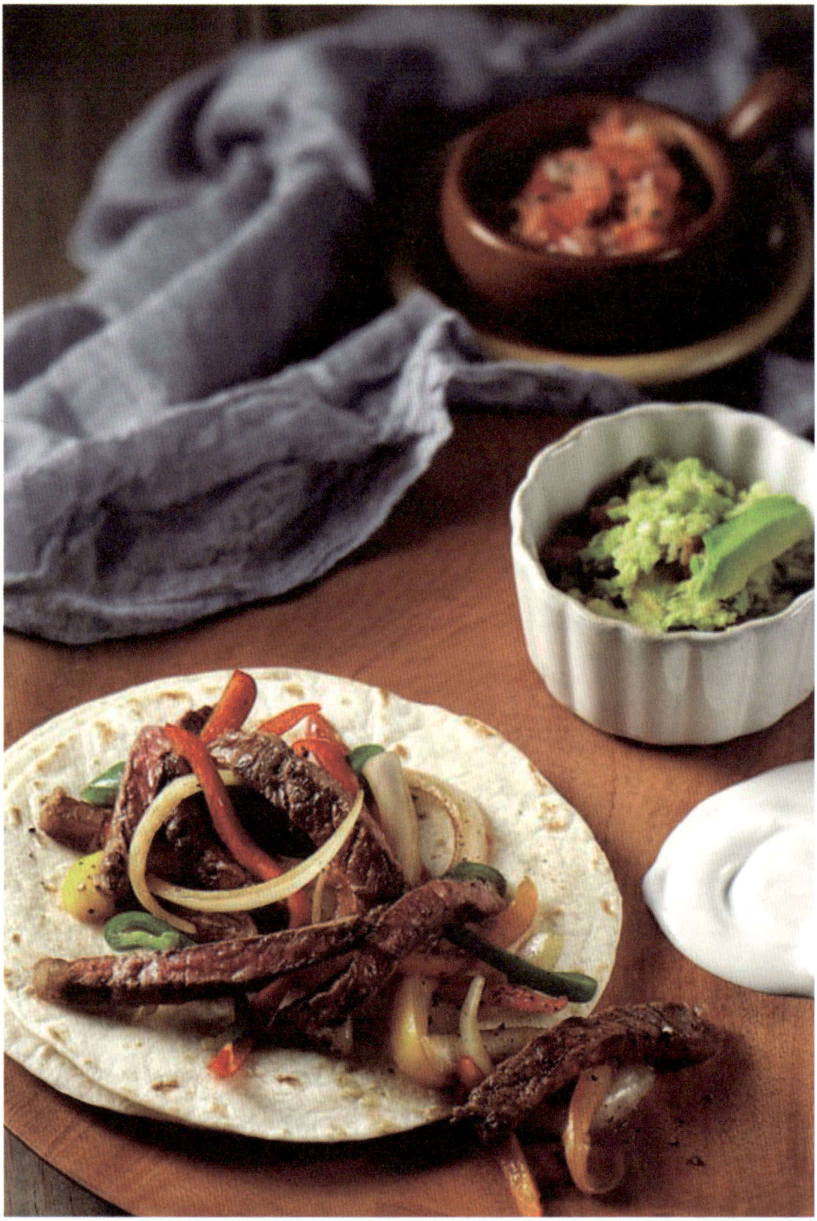

자살률이 높아지는 것일까? 과학자들은 그 이유를 뇌 속의 세로토닌Serotonin이라는 물질에서 찾고 있다. 세로토닌이란 필수아미노산의 하나인 트립토판으로부터 대사되는 신경전달물질이고, 이전에는 동맥경화의 위험인자로 알려졌었다. 그러나 근래에 혈소판 내의 세로토닌이 매우 적어지면 자살하는 경향이 높아진다는 것을 알게 됐고, 혈소판 내의 세로토닌 양과 노여움, 증오, 즐거움과 같은 감정의 변화, 특히 우울증과의 관계가 주목받고 있다.

콜레스테롤은 세포막의 성분인 인지질에 존재하며 결합이 약하기 때문에 혈청 중의 콜레스테롤과 교체되는데, 세포막의 콜레스테롤 함량이 낮아지면 세로토닌의 흡수가 어려워진다. 그러나 콜레스테롤의 양이 많아지면 세로토닌의 수용체인 흡수부위가 더욱 많이 노출되기 때문에 혈중으로부터 많은 양의 세로토닌을 흡수할 수 있게 된다.

최근의 연구에 의하면 혈중 콜레스테롤을 저하시키면 자살이나 폭력행위까지는 아니더라도 가정이나 직장에서 모욕적인 말을 자주 하게 되며, 공격적인 성향을 띠게 되어 어린이나 배우자를 학대하는 경향을 보인다는 결과도 있다. 이러한 연구결과들은 우리가 먹는 음식이나 식생활 패턴이 성격에 크게 영향을 미치는 것을 의미하는 것이다.

과학적으로도 뇌의 세로토닌은 단백질의 성분 중 필수아미노산인 트립토판을 많이 섭취하면 증가하는 것이 확인됐다. 고기는 필수아미노산을 완벽하게 함유하고 있는, 식품 중에서 최고로 우수한 고단백질 식품이다. 그래서 고기를 먹는 사람이나 콜레스테롤이 높은 사람은 책임감이 있고 사교성이 좋을 뿐만 아니라 사회적으로 지도자가 될 가능성이 높다.

이처럼 콜레스테롤의 수치가 높은 사람이 지도자가 될 확률이 높은 것은 인류가 초원에서 수렵생활을 할 때부터 시작됐다고 추정된다. 즉, 강력한 지도자는 자신의 집단을 적으로부터 보호하고 충분한 식량을 확보하는 힘을 가지고 있었고, 사냥을 해서 얻은 식량을 가장 먼저 먹어서 영양을 풍족히 취했다는 것이다. 어느 정도는 일리가 있는 추론이라 할 수 있겠다.

채식은 콜레스테롤을 낮추지 못한다

콜레스테롤은 성인병의 주범으로 인식되면서 유해물질로까지 인식되고 있다. 하지만 콜레스테롤은 인체에 없어서는 안 되는 중요한 물질이며, 부족할 경우 인체에 각종 장애를 초래하여 건강을 위협한다.

그런데 비만한 미국에서 많이 발생하는 심근경색이나 협심증과 같은 허혈성심장질환의 유발요인이 콜레스테롤이라고 알려지면서 콜레스테롤에 대한 부정적인 견해가 현대 사회에 만연하게 됐다.

더욱이 이러한 분위기에 편승하여 고기를 많이 먹지도 않는 우리나라에서도 모든 성인병의 원인이 동물성 식품에서 기인한 콜레스테롤인 것처럼 생각되고 있다.

세계 각국에서 콜레스테롤에 대한 어마어마한 연구들이 수행되고 그 결과들도 수없이 발표되고 있는데, 이들의 연구결과를 종합해 보면 혈중 콜레스테롤은 수치가 높아도 문제지만 낮아도 좋지 않다. 즉, 혈중 콜레스테롤 수치가 증가함에 따라서 사망률이 증가하는 것은 맞지만 콜레스테롤이 감소한다고 해서 사망률이 감소하지는 않는다. 특히 과학계에서는 혈중 콜레스테롤과 암의 상관관계가 뜨거운 감자다.

협심증이나 심근경색으로 사망하는 위험은 콜레스테롤이 증가하는 만큼 높아지지만 암은 반대의 결과를 보인다. 물론 암의 종류에 따라 다소 차이가 있지만 종합해 보면 콜레스테롤의 수치가 높아지면 암으로 사망하는 확률이 낮아진다. 또 뇌졸중도 콜레스테롤 수치가 어느 정도까지는 높아질수록 사망률도 높아지지만 아주 높은 콜레스테롤 수치는 오히려 뇌졸중으로 죽을 확률을 낮춘다. 특히 뇌출혈로 사망하는 확률이 콜레스테롤의 수치가 높아지면 절반 이하로 낮아진다는 결과는 매우 의외이다. 하지만 당뇨병은 콜레스테롤의 수치가 증가할수록 사망률이 급격히 높아진다.

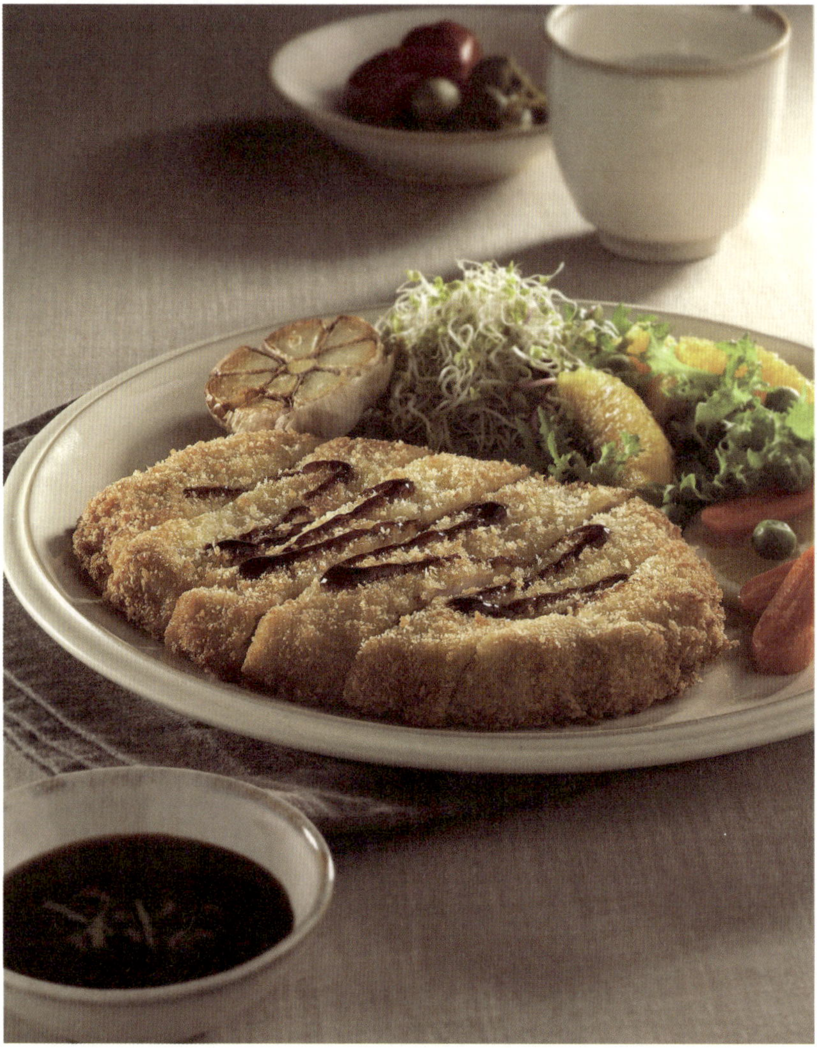

이와 같이 각종 질환에 따라 콜레스테롤이 작용하는 역할은 매우 다양하게 나타난다. 따라서 무조건 콜레스테롤 수치만 낮추면 모든 성인병을 예방할 수 있다고 생각하는 것은 옳지 않다. 콜레스테롤은 높으면 높은 만큼, 낮으면 낮은 만큼 좋은 점과 나쁜 점, 때로는 아직까지는 완전히 알지 못하는 이상한 점이 존재한다.

많은 사람들이 동맥경화의 원인을 콜레스테롤이라고 생각하여 콜레스테롤을 많이 함유하고 있는 동물성 식품의 섭취를 피하거나 줄이면 동맥경화를 예방할 수 있다고 믿고 있지만 이는 사실이 아니다. 최근의 연구들에 따르면 동맥경화는 200가지도 넘는 요인들이 서로 밀접하게 관련되어 발생하는 것으로 밝혀졌기 때문이다. 특히 콜레스테롤이 많이 포함된 식품의 섭취가 동맥경화를 초래한다는 것도 사실이 아님이 밝혀졌다. 콜레스테롤을 가지고 있는 동물성 식품을 과잉으로 섭취하면 문제가 되지만 콜레스테롤이 없는 식물성 식품도 과잉으로 섭취하면 똑같은 문제가 발생한다.

주지의 사실처럼 인간의 몸은 콜레스테롤을 세포 내에서 합성할 수 있다. 음식을 통하여 섭취되는 콜레스테롤은 체내 합성량의 약 1/4에 불과하며, 만약 음식을 통해 섭취되는 콜레스테롤의 양이 많으면 우리 몸은 콜레스테롤의 합성을 억제하여 체내 콜레스테롤의 양을 일정하게 만든다.

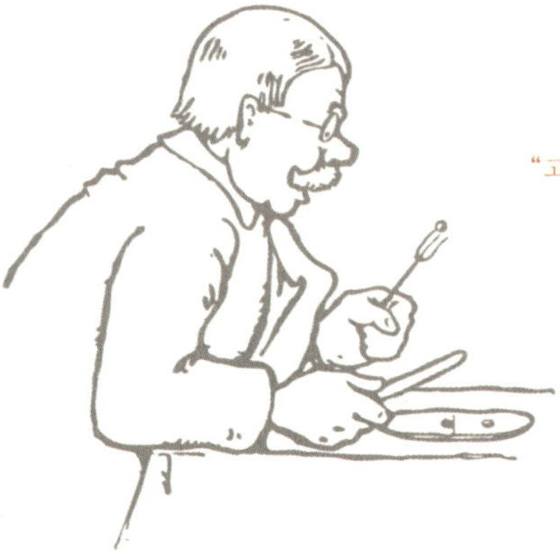

콜레스테롤은 우리 몸의 모든 장기에서 만들어지지만 간에서 가장 많이 합성되고, 다음으로 소장에서 많이 만들어진다. 콜레스테롤의 합성에 사용되는 재료는 지질, 당질, 단백질의 3대 영양소이며, 인체는 설탕, 버터, 계란으로부터도 콜레스테롤을 만든다. 그러나 이런 음식들이 직접 콜레스테롤로 변환되는 것은 아니며, 먼저 지질, 당질, 단백질이 분해되는 과정에서 만들어진 아세틸코에이Acetyl Coenzyme A가 콜레스테롤 생성의 출발점이라 할 수 있다. 아세틸코에이는 탄소 2개를 포함한 단순한 구조의 화합물로서, 18개의 아세틸코에이가 21단계의 복잡한 효소반응을 통해 콜레스테롤로 만들어진다.

그런데 콜레스테롤의 합성은 아세틸코에이가 충분히 축적되는 휴식 시 활발하게 일어난다. 또 식사량이 많거나 설탕을 섭취했을 때와 같이 체내에 급속히 에너지가 유입된 경우에도 합성이 활발하게 이루어진다. 반대로 지속적으로 천천히 하는 운동, 즉 유산소 운동을 하고 있을 때는 콜레스테롤은 생합성되지 않는다. 이 말은 지방이나 콜레스테롤을 먹지 않더라도 과식이나 단 음식을 많이 섭취하고 운동을 하지 않으면 콜레스테롤이 체내에서 많이 합성된다는 뜻이다.

만약 이렇게 체내에서 합성된 콜레스테롤이 혈중에 많이 존재하고 체내에서 대사가 되지 않으면, 혈관 내에 남아 변성되고 혈관을 막아 동맥경화가 된다. 사실 동맥경화는 나이가 들면 나타나는 생리적 변화의 하나로, 피부나 근육이 노화되는 것처럼 혈관도 나이가 들어 감에 따라 다양한 요인에 의해 탄력성을 잃어 발생한다.

이것을 우리가 먹는 음식과 관련지어 설명하면, 혈중 콜레스테롤 수치가 매우 높은 사람이라면 콜레스테롤 함량이 많은 음식의 섭취를 피할 필요가 있지만, 혈중 콜레스테롤 수치가 그리 높지 않은 사람이라면 단지 콜레스테롤이 함유되어 있다는 이유만으로 무조건 동물성 식품의 섭취를 피할 필요가 없다는 것이다.

이것은 고기를 먹지 않고 채식 위주의 식사를 하는 사람들이 새겨들어야 하는 말이다. 혈중 콜레스테롤을 낮추기 위해 채식을 해도 당분의 섭취가 많다면 혈중 콜레스테롤의 증가를 피할 수 없다. 또 곡채식을 해도 과식이나 폭식을 한다면 혈중 콜레스테롤의 증가를 막을 수 없다. 오히려 고기를 적당량 먹으면서 운동을 병행하는 것이 정상적인 혈중 콜레스테롤을 유지하고 동맥경화를 막는 바람직한 방법이다.

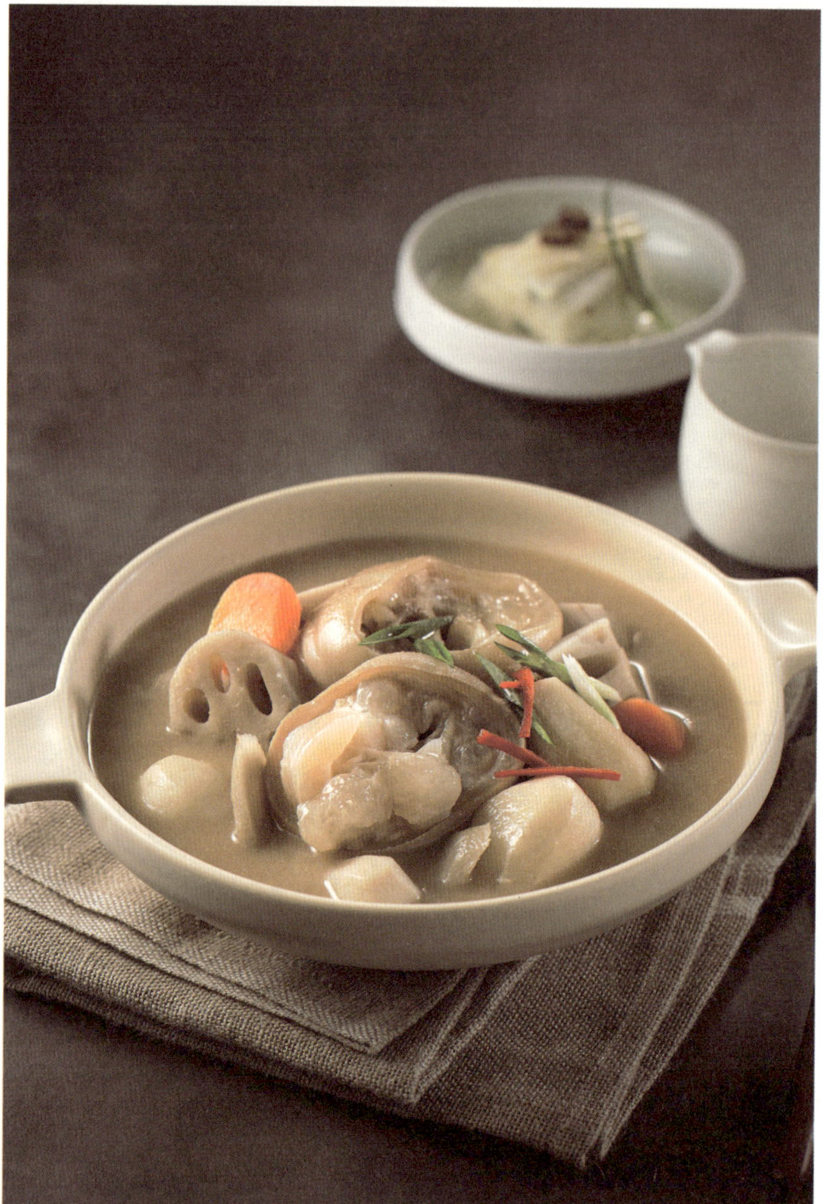

콜레스테롤의 진실

동물성지방의 섭취가 지나치게 많은 미국식 영양학에 따르면 고기의 포화지방산이 혈중 콜레스테롤 수치를 상승시켜 심혈관계 질환을 유발한다. 하지만 근래에는 포화지방이 콜레스테롤 수치에 영향을 미치지 않는다는 주장이 힘을 받고 있으며, 콜레스테롤에 대한 생각도 많이 바뀌고 있다. 즉, 예전에는 혈중 콜레스테롤이 높으면 무조건 나쁘다고 알았지만, 과학이 발달하면서 콜레스테롤도 비중에 따라 분류되고 그 역할이나 기능도 각각 다른 것이 밝혀지면서 좋은 콜레스테롤도 있다는 것이 밝혀졌다.

혈중 콜레스테롤은 리포단백질이라고 하는 형태를 하고 있다. 콜레스테롤은 기본적으로 지방이기 때문에 물이 주성분인 혈액에 녹아들지 못한다. 따라서 물에 잘 섞이는 단백질이 콜레스테롤을 감싸고 있는 리포단백질 형태로 혈액에 섞여 혈류를 따라 이동한다. 콜레스테롤은 리포단백질의 비중에 따라 크게 4가지로 분류된다. 즉, 콜레스텔롤은 비중이 낮은 순으로 킬로미크론chylomicron, VLDLvery low density lipoprotein, 초저밀도콜레스테롤, LDLlow density lipoprotein, 저밀도콜레스테롤, HDLhigh density lipoprotein, 고밀도콜레스테롤로 구분된다. 가장 비중이 높은 HDL은 단백질이 40~50%를 차지하고 있는 반면, 가장 비중이 낮은 킬로미크론은 단백질이 2%, 지질이 98% 정도를 차지하고 있다.

킬로미크론은 음식물로부터 흡수한 지방을 간으로 운반하는 역할을 하며, VLDL은 중성지방을 저방산으로 분해하여 지방조직에 보내거나 에너지로 전환되는 것 외에 지용성 비타민도 운반하는 역할을 한다. 이렇게 이동한 VLDL은 중성지방을 분해하는 효소인 리파제에 의해 LDL로 변화한다.

LDL은 우리 몸 구석구석의 세포에 콜레스테롤을 운반하는 리포단백질로, 지금까지는 혈중 LDL 수치가 높아지면 동맥경화의 원인이 되기 때문에 나쁜 콜레스테롤로 알려져 있다. 그러나 최근의 연구에 따르면 동맥경화의 요인은 200가지가 넘으며, 동맥경화가 발생하는 것은 LDL이 혈관벽에 침착한 결과가 아니고, 변성된 LDL이 그 방아쇠 역할을 하는 것으로 밝혀졌다.

한편, 말초조직의 세포로부터 남은 콜레스테롤을 받아 간으로 운반하는 것이 HDL이다. HDL은 성분의 절반 정도가 단백질인 리포단백질로 혈중에 남아 있는 콜레스테롤을 회수한다. 이런 이유로 혈관건강에 나쁜 LDL과 대비하여 좋은 콜레스테롤이라고 불린다. HDL이 회수한 콜레스테롤은 간에서 분해되어 담즙산으로 되고 담즙 내로 이행하여 지질의 소화에 사용된다.

다른 한편, 일반적으로 고기 속에 가장 많이 들어 있는 지방산은 단가불포화지방산인 올레산이고, 그다음으로 포화지방산인 팔미트산, 스테아르산, 라우르산 순으로 많이 들어 있다. 이 세 가지의 포화지방산은 고기에 들어 있는 포화지방의 95%를 구성한다. 그런데 단가불포화지방산인 올레산은 혈중 LDL의 수치를 감소시키는 작용을 한다. 따라서 채식주의자들이 동맥경화와 심근경색과 관련하여 문제를 삼는 것이 바로 세 가지 포화지방산이다.

하지만 근래 많은 연구에서 스테아르산은 콜레스테롤 수치에 전혀 영향을 미치지 않는다고 밝혀졌다. 고기뿐만 아니라 코코아와 같은 식물성 식품에도 많이 들어 있는 스테아르산은 우리 몸에 들어가면 불포화지방산인 올레산으로 전환되기 때문이다. 올레산이 많이 들어 있는 올리브기름이 혈관건강에 좋다는 것은 이미 잘 알려져 있는 사실이다.

반면, 나머지 두 개의 포화지방산인 팔미트산과 라우르산은 체내 콜레스테롤 수치를 상승시킨다. 하지만 이 두 가지 지방산은 혈관건강에 나쁜 LDL 수치를 상승시키는 것은 맞지만, 동시에 건강에 좋은 HDL도 동일하게 상승시킨다. 여기서 중요한 사실은 이렇게 LDL과 HDL을 동시에 상승시키는 것이 심혈관계 질환에 걸릴 위험을 낮춘다는 것이다. 이것은 LDL은 동맥혈관에 붙어 있는 플라크가 떨어지는 역할을 하고 HDL을 떨어진 플라크를 제거하는 역할을 하기 때문이다.

그러니까 LDL과 HDL 수치가 동시에 상승하면 혈중 좋은 콜레스테롤에 대한 나쁜 콜레스테롤의 비율은 감소하게 되므로 동맥경

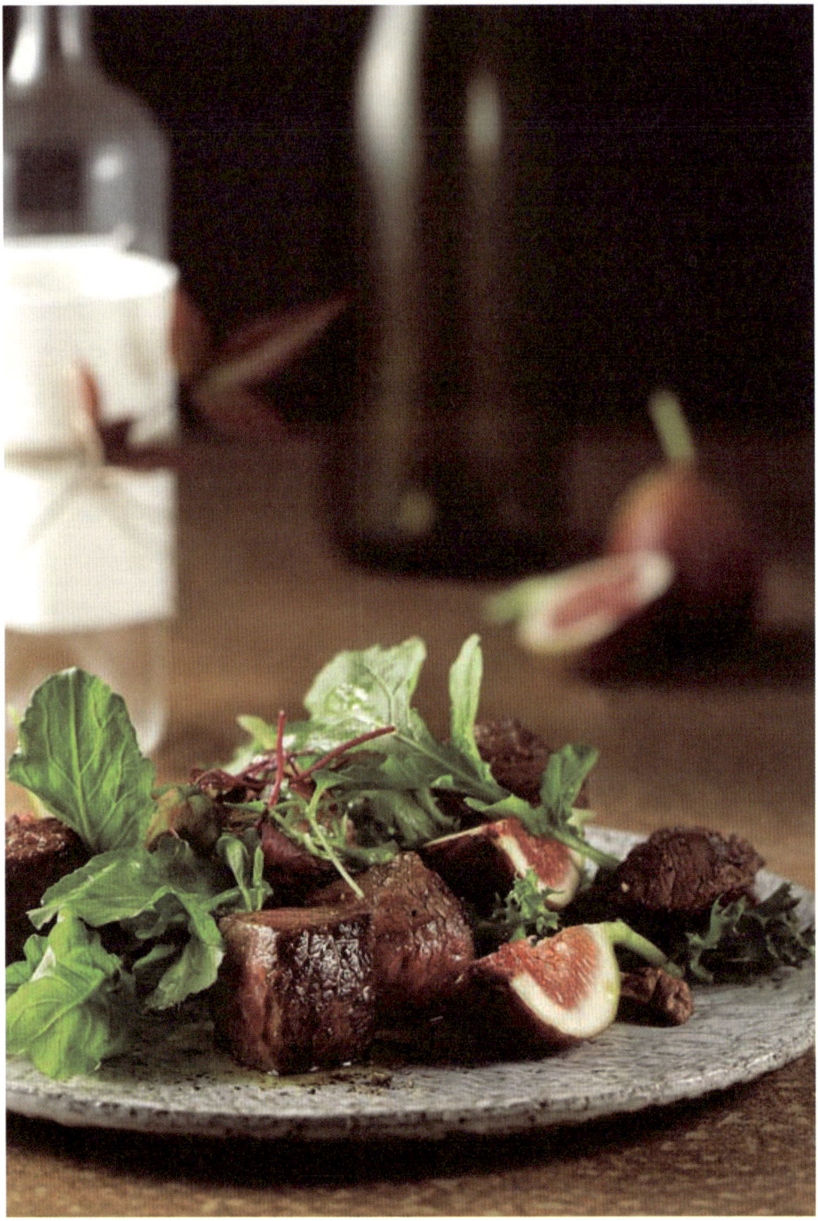

화와 거리가 멀어진다. 이러한 이유로 최근에는 고기의 대표적인 포화지방산인 스테아르산, 팔미트산 및 라우르산이 혈중 콜레스테롤 수치를 상승시켜 혈관질환을 유발시킨다는 것은 과학적인 근거가 부족하다고 생각하는 과학자들이 많아지고 있고, 이에 대한 연구도 활발히 진행되고 있다.

일반적으로 LDL은 분자의 크기가 작고 조밀하여 분자의 표면이 끈끈하기 때문에 혈관내벽에 잘 달라붙는다. 그런데 LDL 콜레스테롤도 분자의 크기가 다양하여 일부 LDL 분자들은 크고 솜처럼 부풀어 있으며 나머지 분자들은 작고 조밀하다. 중요한 것은 분자가 크고 부풀어 있는 LDL의 비율이 높아지면 동맥경화의 발생확률이 낮아지고, 작고 조밀한 LDL 분자들의 비율이 높아지면 동맥경화의 발생위험도 커진다는 것이다.

미국건강협회의 식습관 가이드라인 집필위원회의 회장직을 두 번이나 역임한 크라우스 박사는 포화지방을 가장 적게 먹은 사람들과 가장 많이 먹은 사람들 사이에 심장병과 심장발작 발생률에 특별한 차이가 없었다고 밝혔다. 그는 상온에서 딱딱하게 굳는 기름인 포화지방이 심장질환을 부른다는 직접적인 증거가 없으므로 포화지방 수치에 연연하는 것보다는 식단 자체를 바꾸는 것이 현명하다고 주장했다.

그는 또 탄수화물의 섭취를 줄이면 혈중지방의 분포가 개선된다는 연구결과도 발표했다. 즉, 비만인 178명을 조사한 결과, 탄수화물을 줄이면 중성지방 같은 해로운 지방이 줄고 건강에 도움이 되는 지방이 늘어나는 등 혈중지방이 개선된다는 연구결과를 보고했다. 중성지방은 혈관에 쌓여 결국 관상동맥 질환이나 뇌졸중 같은 심혈관 질환의 위험도를 높인다.

크라우스 박사의 이러한 연구결과는 우리나라 채식주의자들이 주의해서 들을 필요가 있다. 곡채식이 주식인 우리나라의 한식 식단은 기본적으로 염분나트륨이 많이 들어 간 고탄수화물-저지방의 식단이다. 따라서 혈관건강에 나쁜 LDL, 즉 작고 조밀하여 끈적끈적한 LDL이 잘 생성되는 식단이라고 할 수 있다. 고기를 많이 못 드시는 우리나라 노인들 중 뇌혈관에 문제가 생겨 중풍에 걸리신 분들이 많은 이유가 바로 여기에 있다. 또 고기를 많이 먹지 않는 우리나라 사람들이 고혈압과 당뇨병이 많은 이유도 바로 여기에 있는 것이다.

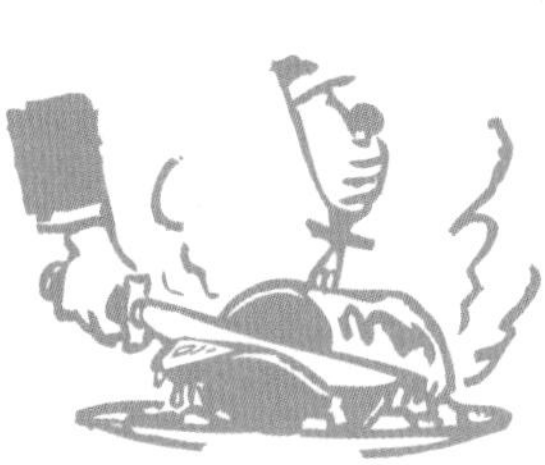

고기를 좀 더 먹어도 괜찮다

채식주의자들은 고기의 지방에는 콜레스테롤이 많기 때문에 고기를 먹으면 혈중 콜레스테롤 수치가 높아져 혈관건강에 나쁜 영향을 미친다고 말하지만 이는 사실과 다르다. 정상적인 경우 우리 몸은 스스로 콜레스테롤의 양을 일정 범위 내에서 조절하는 능력을 가지고 있기 때문이다. 채식주의자들의 주장처럼 콜레스테롤이 전혀 없는 식물성 식재료로 채식을 해도 우리 몸은 콜레스테롤을 합성해 낸다.

콜레스테롤은 식물성지방에는 없고 동물성지방에만 함유되어 있는 지방질로 세포를 감싸는 세포막의 원료물질이다. 또 각종 호르몬이나 소화효소 등도 콜레스테롤을 원료물질로 사용하기 때문에 우리가 정상적인 생명활동을 하기 위해 꼭 필요한 영양소다. 예를 들어, 정자나 난자 또는 성호르몬 등 성행위에 필요한 다양한 물질들도 약 2/3 이상이 콜레스테롤로 이루어져 있기 때문에 만약 우리 몸에 콜레스테롤이 부족하면 제대로 된 성생활을 영위할 수 없다.

우리 몸은 필요한 콜레스테롤의 약 80% 정도를 간에서 합성하고 나머지 20% 정도는 식사를 통해 공급받는다. 이 두 가지 경로로 공급되는 콜레스테롤의 양은 상호 간 일정 범위 내에서 상쇄된다. 즉, 식사로 공급되는 콜레스테롤의 양이 줄어들면 간에서 합성되는 콜레스테롤의 양이 늘어난다. 반대로 식사를 통해 공급되는 콜레스테롤의 양이 증가하면 간에서는 콜레스테롤의 합성을 줄인다. 따라서 일정 범위 안에서는 식사로 공급되는 콜레스테롤의 양이 많아도 체내 콜레스테롤의 수치는 크게 변하지 않는다.

식사를 통한 콜레스테롤의 섭취는 혈중 콜레스테롤의 농도에 거의 영향을 미치지 않는다는 사실은 이미 세계 여러 나라에서 연구되어 확인된 결과이다. 그런데 아직까지도 콜레스테롤의 섭취가 혈중 콜레스테롤의 수치를 높인다고 주장하는 사람들이 많다. 이런 주장은 약 100년 전 러시아의 병리학자 니코라이 아니치코우가 토끼에게 콜레스테롤이 함유된 사료를 급여해서 얻은 결과를 바탕으로 한 것이다.

초식동물인 토끼에게 콜레스테롤을 급여하면 당연히 혈중 콜레스테롤의 농도가 증가한다. 콜레스테롤은 동물성지방에만 있는 지질이기 때문에 토끼가 평상시에 먹는 풀사료에는 콜레스테롤이 없다. 따라서 토끼는 평소 필요한 콜레스테롤을 모두 체내에서 합성하는데, 이에 따라 토끼는 체내 콜레스테롤의 양을 조절하는 능력이 발달되어 있지 않다는 것을 알 수 있다. 이런 토끼에게 콜레스테롤이 대량 함유된 사료를 급여하면 당연히 혈중 콜레스테롤 농도는 증가하는 것이다.

우리 체내에서 콜레스테롤을 합성하거나 분해하는 곳은 간으로 우리가 식사로 섭취한 콜레스테롤도 혈액을 통해 모두 간으로 이동된다. 혈액 내 콜레스테롤은 비중에 따라 크게 LDL와 HDL로 나눌 수 있는데 LDL은 간에서 각 조직에 필요한 콜레스테롤을 운반하는 역할을 한다. 반면, HDL은 각 조직에서 이용하고 남은 콜레스테롤을 다시 간으로 운송하는 역할을 담당한다.

따라서 LDL이 많으면 혈중 콜레스테롤의 양은 증가하는 반면, HDL이 많으면 혈중 콜레스테롤의 양은 감소한다. 그래서 LDL은 나쁜 콜레스테롤, HDL은 좋은 콜레스테롤이라고 부르고, 혈중 총 콜레스테롤 함량보다 LDL과 HDL의 균형을 더 중요시 여기는 것이다. 보통 혈중 LDL이 140mg/dl 미만이거나 HDL이 40mg/dl 이상이면 큰 문제가 없는 것으로 본다.

미국전문가들은 콜레스테롤이 동맥내벽에 쌓이는 증상, 즉 동맥경화가 미국인에 비해 아시아인에게서 훨씬 낮게 발병하는 점을 주목한다. 일본인들의 콜레스테롤 수치는 160~190mg/dl으로 관상동맥 질환의 사망률도 낮은 반면, 미국인들의 콜레스테롤 수치는 보통 220~250mg/dl으로 사망률도 8~10배나 높은 것으로 조사됐기 때문이다. 미국인들이 섭취하는 음식에는 15~22%의 포화지방이 포함되어 있는 반면, 일본은 10%를 넘지 않았다고 한다. 이는 일본과 유사한 식생활을 하고 있는 우리나라에도 암시하는 바가 큰데, 우리나라 국민의 평균 콜레스테롤 수치는 약 185mg/dl 정도로 일본과 매우 유사하다.

이 같은 이유로 1997년 미국 상원 영양문제특별위원회는 미국인이 심혈관계 질환을 피하기 위해서 지켜야 할 식품의 지침을 다음과 같이 추천했다.

1) 매일 섭취하는 지방의 양을 전체 음식의 1/3로 줄일 것(평균 42%에서 30%로)
2) 포화지방을 16%에서 10%로 줄일 것
3) 불포화지방산은 7%에서 10%로 늘일 것
4) 콜레스테롤 섭취는 매일 300mg으로 반감시킬 것
5) 감자와 같은 전분류 음식이 풍부한 복합 탄수화물을 많이 먹을 것
6) 도정하지 않은 곡류와 그것으로 만든 빵, 과일, 채소와 같이 부피만 크고 영양가가 적은 섬유질 음식을 더 많이 먹을 것

그런데 흥미로운 사실은 위의 내용이 하나같이 현재 대한민국의 식단을 너무나 잘 지키고 있는 사항들이라는 점이다. 그러므로 결론은 이렇다. 고기의 섭취량과 동물성지방의 과다 섭취로 각종 문제가 많은 미국에서조차 포화지방이 혈중 콜레스테롤 수치를 높여 동맥경화나 심근경색 같은 심혈관계 질환의 원인이 된다는 것을 부

정하는 목소리가 높은데, 고기를 그렇게 많이 먹지도 않은 우리나라에서 고기의 지방을 심혈관계 질환의 원인으로 지목하는 것은 부적절하다.

고기를 미국처럼 1인당 연간 120kg 정도로 지나치게 먹자는 말이 아니다. 비교적 건강한 장수를 누리는 유럽의 국가들처럼 70~80kg 정도가 적당하다는 말이다. 세계 제일의 장수국으로 등극한 일본 중에서도 오키나와가 장수촌으로 유명한데, 오키나와는 돼지고기만 평균 70kg 정도 먹고 있다. 또 최근에는 홍콩이 세계 제일의 장수국의 대열에 합류했는데, 홍콩 역시 돼지고기의 섭취량이 70kg 정도 된다. 따라서 우리도 저급한 가공식품의 섭취를 줄이고 고기 섭취량을 70kg까지 늘리는 것이 건강한 장수를 위해 큰 도움이 될 듯싶다.

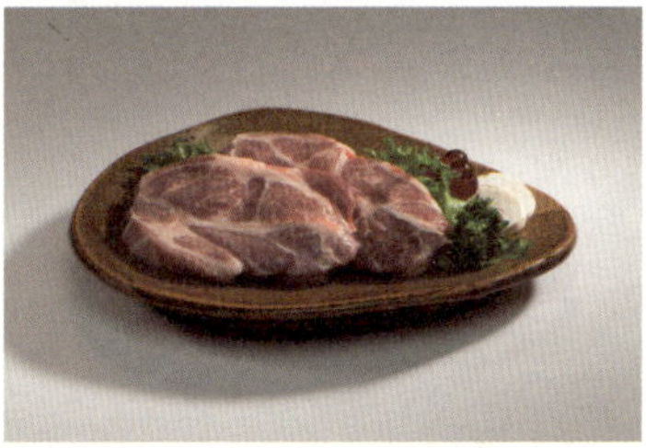

제3부

고기 먹는 채식

고기단백질은 세상에 존재하는 식품단백질 중
인간의 건강을 지킬 수 있는 가장 훌륭한 단백질이다.

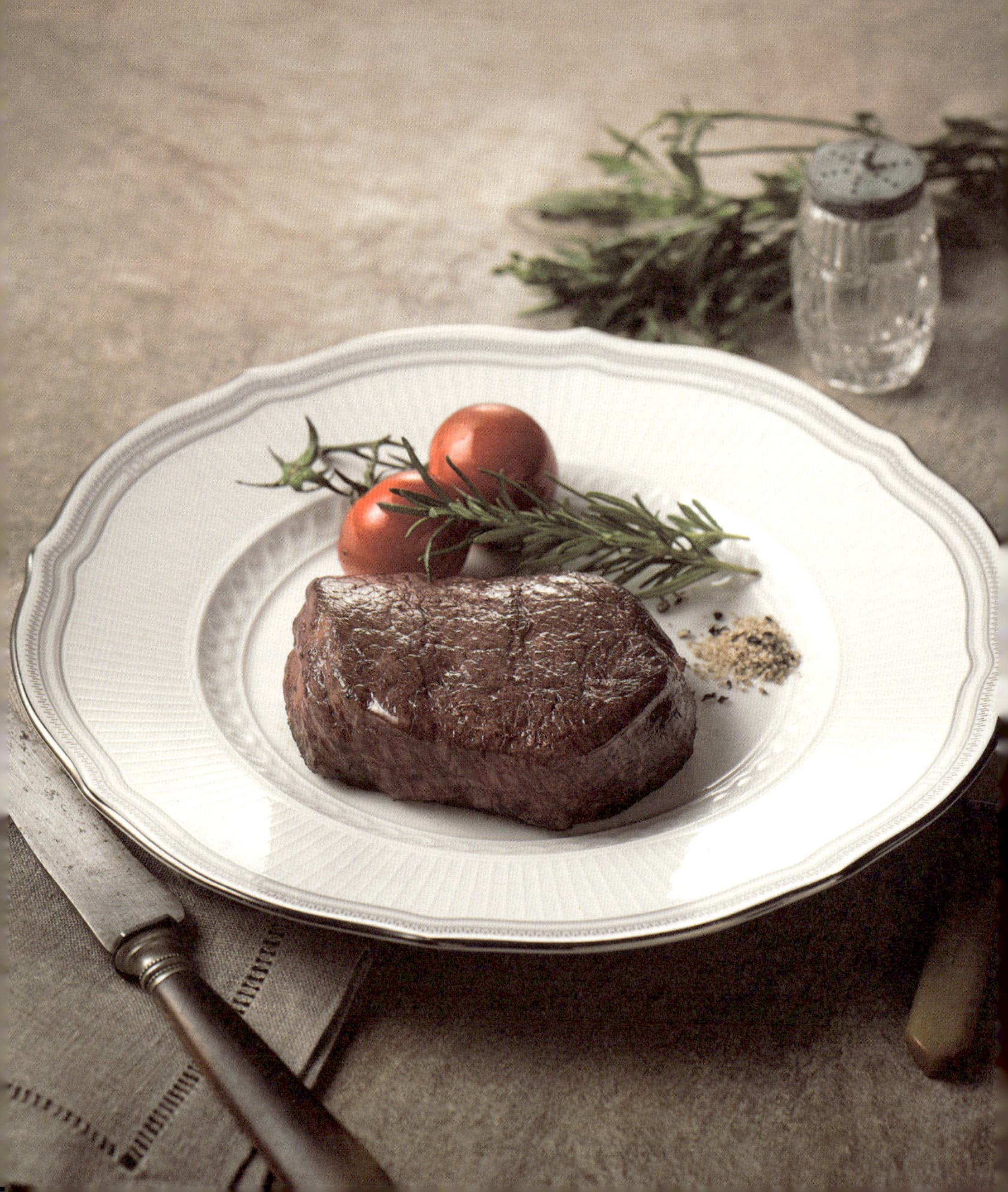

NOT EATING MEAT IS A DECISION, EATING MEAT IS AN INSTINCT.

고기를 먹지 않는 건 선택이다. 고기를 먹는 건 본능이다.

- Denis Leary

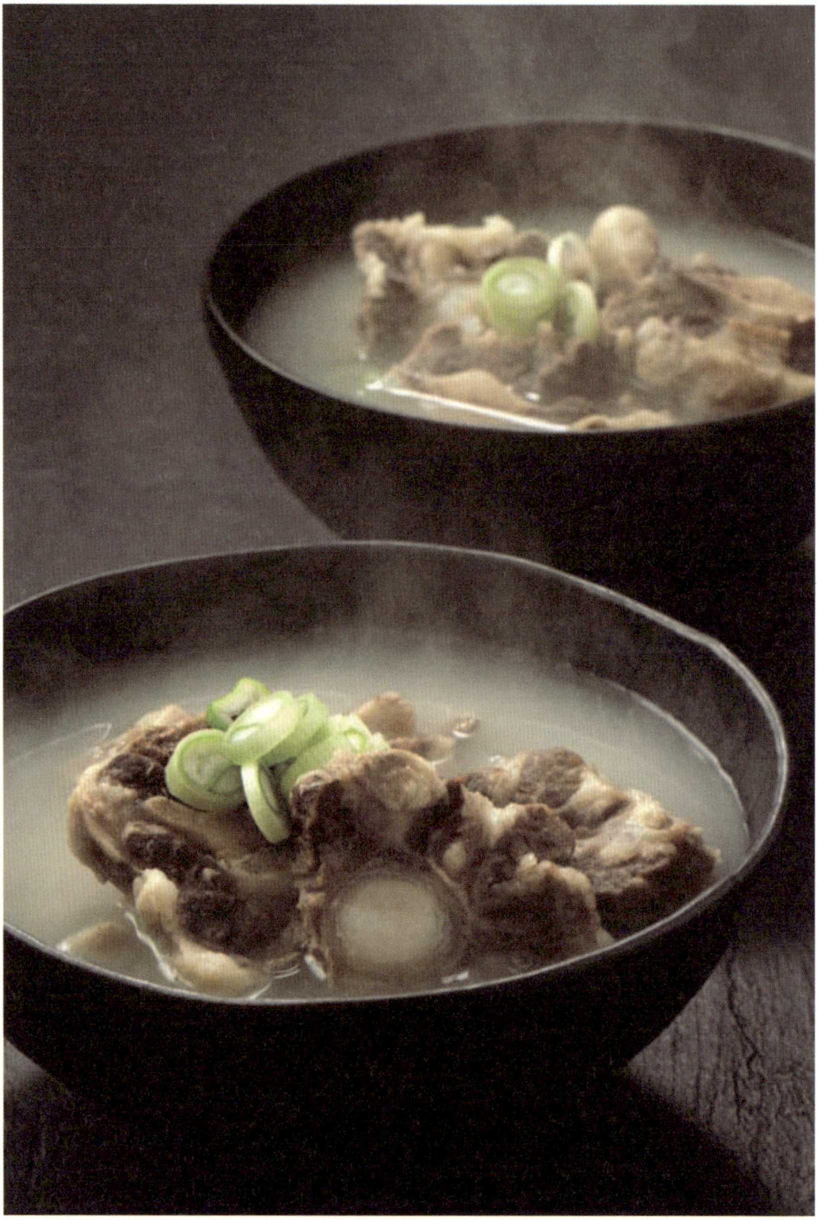

I

고기 먹는 사람이 건강한 이유

한마디로 고기단백질은 세상에 존재하는 식품단백질 중 인간의 건강을 지킬 수 있는 가장 훌륭한 단백질이다. 왜냐하면 우리의 몸을 이루고 있는 단백질과 가장 유사한 단백질이기 때문이다. 우리의 몸은 약

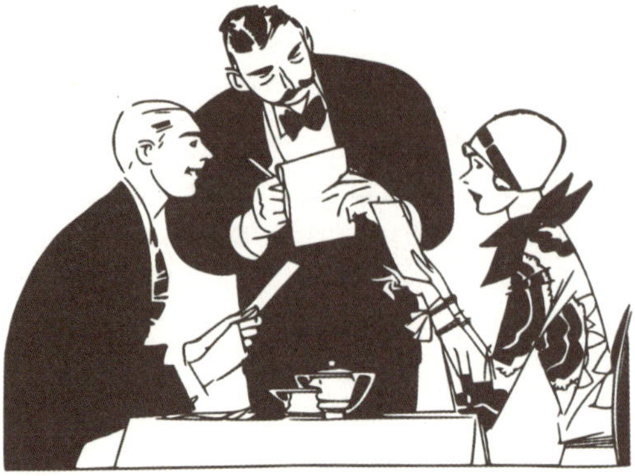

"오늘은 고기를 먹는게 어때요?"

70%가 수분이고, 그 수분을 제외하고 나면 대부분이 단백질이라고 해도 과언이 아니다. 탄수화물은 1% 미만으로 존재하고 지방은 2%면 충분하지만 단백질은 16% 정도가 존재하면서 우리 몸을 만들고 생명활동을 유지해 나간다.

인체에는 적어도 10만여 종이 넘는 단백질들이 존재한다. 이 중 가장 많은 것이 각 세포의 기본적 구조를 만드는 역할을 담당하고 있는 콜라겐으로 전체 단백질의 30% 정도를 차지한다. 각각의 단백질들은 체내에서 일어나는 각종 대사 작용에 필요한 효소나 호르몬을 만들어 세포들의 운동기능, 방어기능, 운반기능이 효율적으로 이루어지도록 한다. 따라서 우리 체내에서 생명활동을 담당하는 단백질들이 잘 합성될 수 있도록 양질의 단백질을 많이 섭취해야 몸도 튼튼하게 형성될 수 있으며 질병에도 쉽게 걸리지 않게 된다.

양질의 단백질을 섭취하는 것이 건강한 장수를 위해 필수적이라는 것은 두말할 나위가 없다. 그런데 그 많은 단백질들이 단지 20여 종의 아미노산들의 조합으로 만들어진다는 것은 매우 놀라운 일이다. 따라서 어떤 식품에 들어 있는 단백질이 어떤 아미노산들로 구성됐느냐가 그 식품의 질을 결정하는 척도가 된다. 즉 어떤 식품이 무조건 단백질을 많이 함유하고 있다고 해서 그 식품을 훌륭한 단백질의 공급원이라고 할 수 없고, 단백질을 구성하고 있는 아미노산의 종류나 균형 및 그 함량에 따라 식품의 질이 결정되는 것이다.

그래서 일반적으로 양질의 단백질이란 체내에서 합성되지 않는 필수아미노산이 균형 있게 풍부히 존재하는 것을 말하는데, 고기에 있는 단백질은 식물성단백질과 비교할 수 없을 정도로 그 단백질의 질이 우수하기 때문에 사람이 건강하기 위해서는 고기를 많이 먹어야 한다. 그렇다고 미국처럼 1인당 연간 120kg씩 먹는 것은 분명 문제가 있어 보이지만, 현재 한국처럼 40kg 정도밖에 먹지 않는 것도 바람직하지 않다. 채식을 그 어떤 나라보다 잘하고 있는 우리는 고기를 지금보다 조금 더 먹을 필요가 있는데 1인당 연간 70kg 정도 섭취하는 것이 건강한 장수를 위해 적당할 듯싶다. 참고로 건강한 장수를 누리고 있는 유럽 국가들의 연간 고기 섭취량은 약 70~80kg 정도이다.

단백질을 구성하는 아미노산 20종류 가운데, 사람이 체내에서 합성할 수 없는 필수아미노산은 8종류가 있으며, 어린이의 경우는 2종류가 더 있다. 이런 필수아미노산들은 체내에서 합성되지 않기

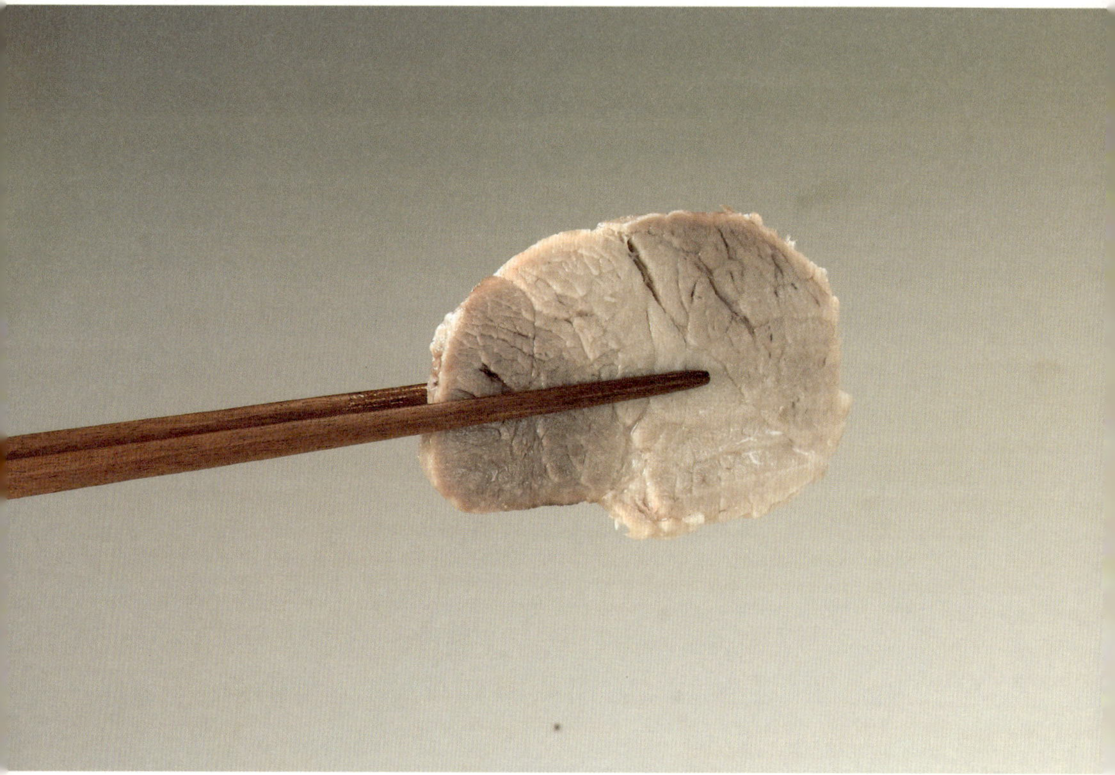

때문에 필히 식품을 통해 섭취를 해야 하는데, 만약 8종류의 아미노산 가운데 어떤 하나라도 결핍이 되면 중대한 장애가 발생한다. 우리의 몸을 형성하고 있는 근육, 뼈, 내장, 피부, 털, 치아 등 모두가 단백질로 만들어지기 때문이고, 우리가 생각하고 느끼고 화내고 웃고 슬퍼하는 모든 생명활동뿐만 아니라 자식을 낳아 그 생명을 계승하는 것도 모두 단백질의 역할로 이루어지기 때문이다.

그런데 한 번 단백질이 만들어졌다고 해서 그 단백질이 영원히 그 역할을 수행하는 것이 아니다. 단백질 중에는 일회성으로 소모되는 것도 있고, 일정량을 유지하다가 수명을 다하면 분해되어 사라지는 것도 있고, 또 새로운 것으로 대체되는 것도 있다. 예를 들어, 우리의 근육을 이루고 있는 세포를 근섬유라고 하는데, 근섬유는 아무리 길어도 한 달 이상 존재하지 못하고 새로운 것으로 교체된다. 따라서 근육의 형성에 필요한 필수아미노산들이 풍부하게 존재하는 양질의 단백질을 섭취하지 않으면, 근육은 근섬유들이 모두 죽어 없어져 앙상해지고 말 것이다. 단백질의 합성이 원활하지 못한 노인들의 근육을 생각하면 이해하기 쉽다. 일반적으로 근육의 단백질은 180일에 절반이 넘게 교체되며, 간을 구성하는 단백질의 경우는 교체가 매우 빠르게 일어나 약 14일 정도에 절반이 넘게 교체된다. 연령에 따라서 다소 차이는 있겠지만, 성인의 경우 하루에 약 70g의 단백질 감소가 일어나기 때문에 그 감소분을 양질의 단백질이 풍부한 음식을 통해 보급하지 않으면 안 된다.

결국 중요한 것은 우리가 건강한 장수를 누리는 생명활동을 잘 하기 위해서는 양질의 단백질을 충분히 섭취해야 한다는 것이다. 이 말은 곧 필수아미노산이 균형 있게 들어 있는 고기와 같은 좋은 식품을 충분히 먹어야 한다는 것을 의미한다.

콩에 단백질이 아무리 많이 들어 있다고 해도 필수아미노산 가운데 하나인 메치오닌이 부족하게 들어 있기 때문에 콩의 단백질은 양질의 단백질이라고 할 수 없다. 극단적인 예를 들자면 만약 어떤 사람이 아침, 점심, 저녁으로 다른 것은 안 먹고 콩만 먹는다면 그 사람은 메치오닌을 필요로 하는 단백질의 합성이 원활하게 이루어지지 않아 건강을 잃을 수 있다. 하지만 고기단백질은 모든 필수아미노산을 균형 있고 풍부하게 함유하고 있으므로 사람이 고기만 먹는다고 하더라도 건강하게 살아갈 수 있다.

여기에 한마디 더 덧붙이면, 고기의 단백질은 각종 조리에 의해서도 손실되지 않으며, 체내흡수율 또한 우수하다. 대부분의 식물성 단백질은 필수아미노산의 균형이 고기에 비해 좋지 않고 함유량도 적기 때문에 체내에서 단순한 역할만 수행한다. 즉, 체내의 화학반응에 꼭 필요한 효소나 면역반응 또는 호르몬의 합성 등에 충분히 이용되지 못하고, 단순히 에너지원으로서 사용되어 오줌으로 배설되어 버린다.

하지만 양질의 고기단백질은 아미노산의 균형이 좋을 뿐만 아니라 소화흡수도 효율적으로 이루어지기 때문에 체내에서 단백질로서의 효과적인 활동을 수행할 수 있다.

단백질만 생각한다면 고기는 매일 먹을 수 있을 만큼 충분히 먹는 것이 건강을 위해 좋다. 양질의 단백질이 풍부한 고기는 정말 마음껏 즐겨도 좋은 착한 먹거리다.

고기야말로 다이어트 식품

건강한 식생활로 비만을 예방하는 키워드는 '과유불급過猶不及'이다. 아무리 건강에 필수적인 영양소라고 하더라도 다다익선多多益善은 절대 아니기 때문이다. 고기가 아무리 훌륭한 양질의 단백질 식품이라고 하더라도 지속적으로 많이 섭취하면 비만을 피하기 어렵다.

현재 우리나라에서 비만은 당뇨병, 고지혈증, 동맥경화 등 모든 성인병의 위험요소로 알려져 있고, 많은 사람들이 비만의 원인으로 서구화된 식단을 지목하고 있다. 그리고 그 서구화된 식단의 중심에는 고기가 있다. 하지만 '고기=지방=비만'으로 생각하는 것은 대단한 착각이다. 이는 고기의 지방, 즉 동물성지방에 대한 비만한 미국식 영양학의 정보들을 너무 많이 들어왔기 때문이다. 그래서 대한민국에서 고기는 억울하다.

사실 밥과 국, 그리고 반찬이 주식인 우리나라 사람들의 식단이 서구화되면서 비만율이 높아진 것은 사실이다. 하지만 그런 비만을 주도하는 것은 고기 속에 있는 양질의 지방이라기보다 인스턴트식품이나 가공식품에 들어 있는 저질의 지방이다. 아니, 지방이 아니라 그런 식품들에 들어 있는 탄수화물, 즉 당분이 비만의 주범이다.

우리나라의 전통적인 식단은 밥과 된장국, 김치와 나물 등 고섬유질, 저지방으로 구성되어 있다. 그러나 최근에 먹거리가 서구화되면서 고칼로리 고지방 식단으로 급속히 전환되고 있어 문제다. 그런데 많은 사람들이 고칼로리 고지방 식품으로 제일 먼저 고기를 꼽지만 사실은 그렇지 않다. 고기는 고칼로리 고지방 식품이 아니라 고단백질 식품이다.

고기를 겨우 40kg 정도밖에 먹고 있지 않는 우리나라에서는 비만의 원인이 되는 고칼로리 고지방 식품은 기름에 튀긴 음식이나 인스턴트 가공식품들이다. 우리나라 사람들이 비만과 관련해서 정말 걱정해야 할 식품은 고기와 같은 천연자연식품소재가 아니라는 말이다. 우리가 진짜 걱정해야 할 식품들은 기름에 튀긴 패스트푸드나 당이 많이 들어 있는 즉석가공식품들, 또 건강에 좋다고 생각하여 많이 섭취하는 저지방 고탄수화물 가공식품들이다. 특히 저지방이라고 선전하는 고탄수화물의 가공식품들은 하나같이 칼로리가 높은 당분도 많이 함유하고 있어 진짜 문제다.

만약 빠른 시간 내에 비만이 되고자 한다면 고당분 식품보다 더 좋은 음식은 없다. 식사를 통하여 섭취된 여분의 당분은 모두 아세틸코에이를 경유하여 중성지방이 되어 체내에 신속히 축적되기 때문이다. 특히 당분 중에서도 설탕은 중성지방으로 전환되는 효과가 탁월하다. 따라서 비만이 되고 싶다면 설탕이 많이 들어간 식품의 섭취를 최대한 늘리고, 음식을 조리할 때도 가급적 설탕을 많이 넣는 것이 좋다.

대부분의 인스턴트 가공식품은 무엇보다도 당분 함량이 많아 칼로리가 높은 편이다. 제조과정에서 맛을 증진시키기 위해 백설탕을 많이 사용하기 때문이다. 인스턴트식품뿐만 아니라 커피, 탄산음료, 술 등을 통해 설탕이 과잉 섭취되면 비만은 물론 당뇨, 심장병, 동맥경화 등에 걸리기 쉽다.

오늘날 우리나라 소아비만의 주범은 당분이라고 해도 과언이 아니다. 어린아이들이 즐겨 먹는 과자류는 기름에 튀기거나 설탕을 묻혀 놓은 것이 대부분이며 탄산음료수 등에도 당분은 빠지지 않고 들어 있다. 그러므로 우리 아이들에게 고열량을 공급하는 주범은 많이 먹지도 않는 고기의 지방이 아니다. 진짜 주범은 설탕, 즉 당분이다.

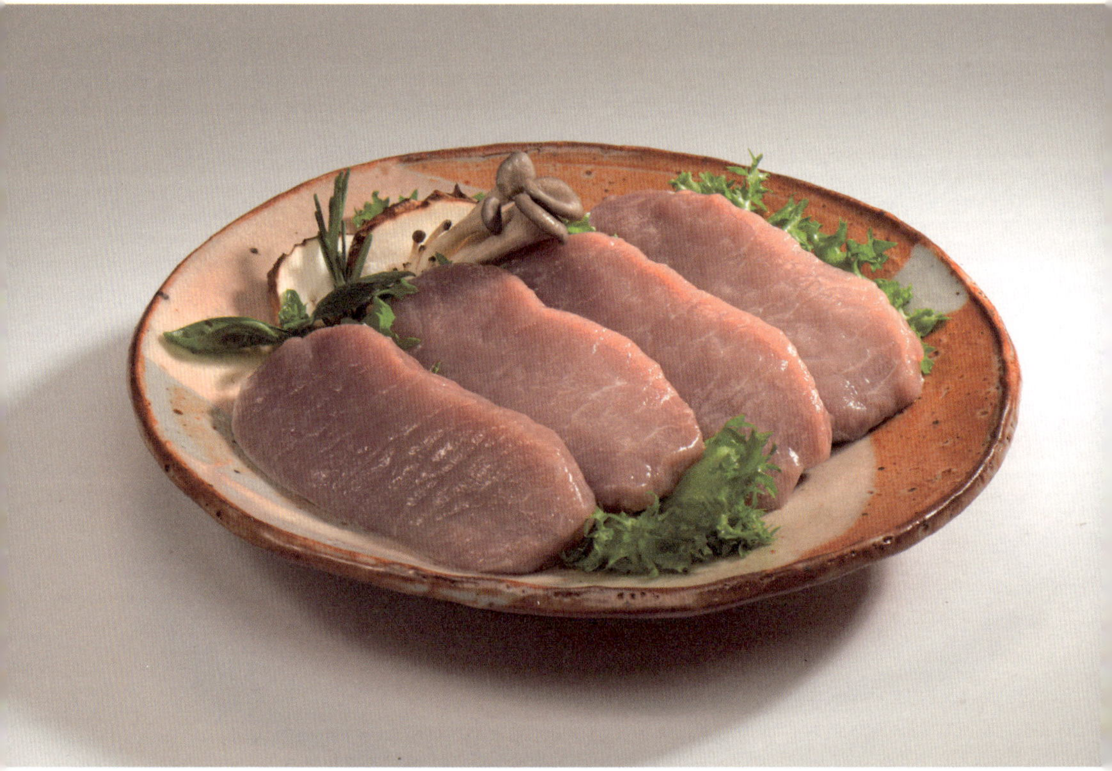

성인의 경우도 마찬가지다. 하루에 습관적으로 몇 잔씩 마시는 인스턴트 커피에도 필요 이상의 설탕이 들어 있으며 각종 주류도 고열량 음료이다. 그러므로 비만의 핑계를 많이 먹지도 않는 고기의 지방으로 돌리면 안 된다. 만약 고기를 많이 먹지 않는 한국인이 비만이 됐다면, 그건 열량이 높은 다른 식품들을 필요 이상으로 많이 섭취했기 때문이다. 우리나라의 비만율이 저소득층으로 갈수록 높아지는 것은 이와 관련이 많다.

결론은 기름에 튀기고 당분을 많이 함유하고 있는 인스턴트 가공식품들이 고칼로리 식품으로 우리나라 사람들의 비만을 이끌고 있는 주범이다. 늦은 밤에 야식으로 먹는 라면, TV를 보면서 습관적으로 먹는 과자, 설탕과 지방이 듬뿍 들어간 빵이나 케이크, 각종 당이 많이 들어 있는 음료수 등이 비만의 주범인 것이다. 그러니 괜히 천연자연식품인 고기에게 비만의 원인이라는 누명을 씌우면 안 된다.

사실 고기는 다이어트에 좋은 음식이다. 일반적으로 비만하게 되지 않으려면 가급적 고칼로리나 고지방 식품을 피하고 고단백질, 고섬유질 식품 위주로 식사를 하는 것이 좋다. 그래서 최근에는 고단백질인 닭가슴살과 고섬유질인 고구마가 다이어트에 좋은 식품이라고 많이 알려져 있다. 그런데 사실 한우고기나 한돈고기도 닭

가슴살과 동일한 효과를 볼 수 있는 고단백질 부위가 많이 있다.

물론 한우고기 하면 마블링이 좋은 꽃등심이 먼저 머리에 떠오르고, 한돈고기 하면 지방과 살코기가 층을 이루고 있는 삼겹살이 떠오른다. 그래서 한우고기나 한돈고기는 지방 함량이 많다고 오해할 수 있지만, 사실은 안심, 우둔, 설도, 사태, 앞다리나 뒷다리 같은 부위들은 지방은 적고 단백질은 많은 고단백질을 자랑한다. 특히, 이런 부위에는 식욕을 조절하는 아연, 철분, 비타민 등이 월등히 많아 오히려 더 다이어트에 좋다고 할 수 있다.

과학적으로 고단백질 식단이 고탄수화물 식단에 비해 다이어트 효과가 좋다는 것은 이미 잘 밝혀진 사실이다. 특히 비만한 대사증후군 환자들을 대상으로 실험을 하면, 고단백질 식이요법의 효과가 드라마틱하게 나타난다. 즉, 단백질 비율을 높인 식이요법을 한 그룹이 그렇지 않은 그룹보다 체중감량 속도가 월등히 빠르게 나타나는 것이다. 이것은 비만한 사람들은 전체 몸무게를 줄이는 것보다 체지방을 줄이는 것이 더 중요하기 때문인데, 고탄수화물 식사에 비해 고단백질 식사가 체지방 감소에 효과적으로 작용한 결과다. 탄수화물이나 지방보다 단백질이 체중감량 효과가 크다는 말이다.

그러므로 고기를 많이 먹지 않는 우리나라 사람들이 기름에 튀기고 당분을 많이 함유하고 있는 가공식품들을 먹고 비만이 됐다면, 이제 그런 저급영양 식품들을 피하고 고단백질 식품인 고기를 섭취하여 정상으로 돌아 올 필요가 있다. 저급 탄수화물 가공식품으로 망가진 몸은 양질의 고단백질 식품인 고기를 섭취함으로써 회복될 수 있기 때문이다.

고기만 먹으면 살이 빠진다

우리나라 국민건강영양조사 결과만 보면 현재 우리 국민들의 에너지 섭취 비율은 비교적 바람직한 것으로 보인다. 특히 하루에 섭취하는 칼로리 중 지방이 차지하는 비율은 약 20%로 한국영양학회가 권장하는 이상적인 수치다. 문제는 이런 수치만 보면 우리나라 국민들은 비만과 거리가 멀어야 하는데, 최근 정부의 발표에 따르면 우리나라 저소득층의 비만율은 빠르게 증가되고 있다.

영양학적으로 비만은 섭취한 에너지가 사용하는 에너지보다 지속적으로 많을 경우에 발생하는 질병이다. 그렇다면 솔직히 말해서 우리나라 국민들의 비만 원인은 기본적으로 운동부족과 잘못된 식습관이다. 특히, 남자들은 운동량은 적고 음주의 횟수가 많은 것이

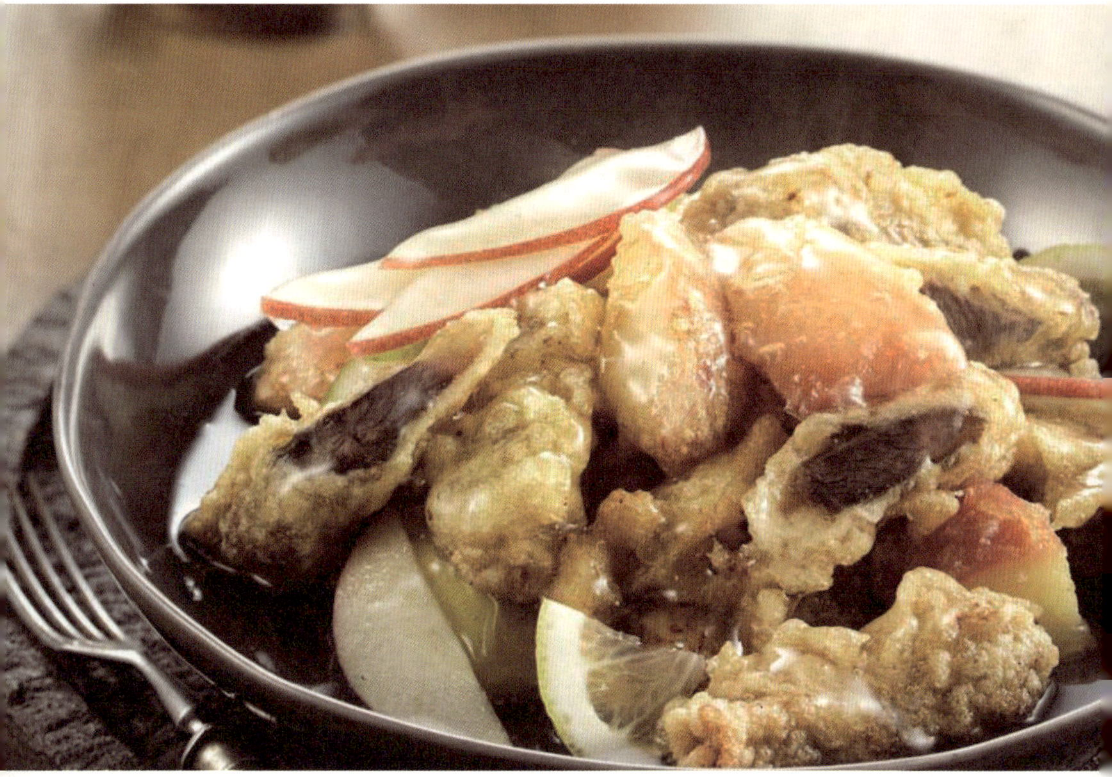

비만의 주원인이다. 또 전문직이나 사무직 또는 학생의 경우는 앉아서 일하거나 공부하는 시간이 많은 것이 비만의 주요인이다. 물론 운동량 부족 못지않게 고칼로리 또는 고지방 식사도 비만의 주요인이다.

따라서 스트레스가 많고 복잡한 일들에 시달리는 현대인들이 비만을 피하고 적절한 체중을 유지하기 위해서는 그 무엇보다 우선 바른 식습관을 가지는 것이 중요하다. 여기에 덧붙여 섭취된 영양소가 지방으로 전환되어 축적되지 않도록 규칙적인 운동을 하거나 가급적 몸을 많이 움직이도록 하는 습관이 필요하다.

그런데 운동하기를 좋아하지 않는 사람들일수록 자신의 비만 원인을 자신이 먹은 것에서 찾으려고 한다. 그리고 고기에는 지방이 많기 때문에 고기를 먹고 뚱뚱해졌다고 생각한다. 하지만 이것은 고기에 대해 대단한 오해를 하고 있는 것이다. 고기는 부위에 따라 지방 함량의 변이가 크지만 도체의 경우 약 20%, 거래정육의 경우 약 10%, 그리고 우리가 실제 정육점에서 사 먹는 살코기의 경우에는 5% 미만의 지방만이 고기 속에 존재하고 있을 뿐이다.

따라서 일반적으로 사람들이 섭취하는 고기에는 5% 미만의 지방이 존재하기 때문에 고기는 지방 함량이 많은 식품이라고 말하기 어렵다. 물론 대한민국 사람들이 즐겨먹는 삼겹살이나 꽃등심 같은 경우는 예외다. 그런 특수 부위를 제외하면 대부분의 고기부위는 지방 함량이 그리 높지 않다. 즉, 대부분의 고기는 약 75%의 수분을 제외하면 약 20% 정도의 단백질로 구성된 고단백질 식품이다. 따라서 고기를 먹으면 지방 때문에 비만해진다는 것은 운동을 하면 땀을 많이 흘리기 때문에 삐쩍 마른다고 하는 것처럼 말이 되지 않는다.

그러므로 이제 고기의 섭취가 비만을 부른다는 그릇된 인식은 깨져야 한다. 오히려 닭고기 가슴살이 다이어트에 좋은 것처럼 소고기나 돼지고기도 지방함량이 적어 다이어트에 좋은 부위가 훨씬 많다. 일반적으로 소위 '몸짱'을 만드는 다이어트에는 닭고기 가슴살이 좋다고 알려져 있는데, 한돈고기 등심살이나 앞다리살 또는 한우고기 안심이나 홍두께살 같은 고기를 야채와 함께 샐러드로 만들어 먹으면 최고의 다이어트효과를 볼 수 있다.

일반적으로 다이어트를 하거나 몸짱을 만들 때 섭취해야 할 필수 영양소로는 오메가-3 지방산, 아미노산, 비타민 B와 C군 및 미네랄 등을 꼽는다. 그런데 흔히 저열량 다이어트를 할 때 범하기 쉬운 오류가 칼로리를 너무 제한하는 것이다. 이렇게 몸에 필수적으로 꼭 필요한 영양분을 제대로 공급해 주지 않으면, 오히려 다이어트에 도움이 되기는커녕 더 살이 찌는 체질로 변할 수 있다. 다이어트는 적당한 영양을 공급해 주면서 해야 성공할 수 있다는 말이다. 만약 우리 몸에 영양공급을 제한하기만 하면 단백질 합성이 억제되

"오늘은 고기 요리 주문이 많군."

기 때문에 근육량과 기초대사량이 현저히 감소되어 큰 문제가 야기될 수 있다.

채식주의자들은 고기가 동물성 포화지방이 많고 칼로리가 높다는 이유로 고기를 살찌는 주요 원인으로 지목하지만, 이는 하나만 알고 둘은 모르는 것이다. 이 같은 주장은 삼겹살이나 꽃등심같이 지방 함량이 높은 부위를 기준으로 보면 틀린 말은 아니다. 그러나 소나 돼지 한 마리를 기준으로 보면 그런 고지방 부위가 차지하는 비율은 대단히 낮다는 것을 알 수 있다. 더구나 소고기나 돼지고기의 지방은 불포화지방산과 포화지방산의 비율이 5.5:4.5 정도로 오히려 불포화지방산의 비율이 높다. 또 조리를 위해 삶거나 구울 때 많은 양의 지방이 밖으로 흘러나오기 때문에 실제 섭취하는 지방의 양은 생각처럼 그리 많지 않다.

그렇다고 삼겹살이나 꽃등심처럼 지방 함량이 많은 부위를 지나

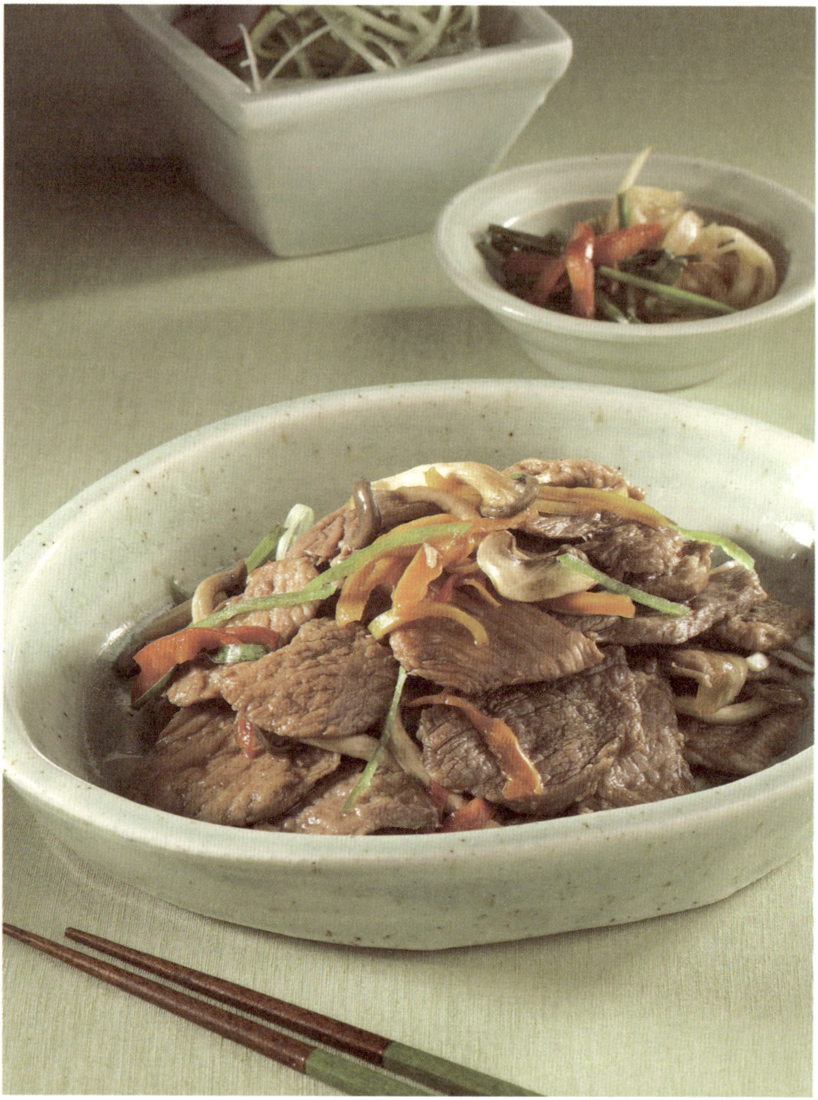

치게 많이 먹어도 살이 찌지 않는다는 말은 아니다. 어떻게 조리를 하더라도 그런 부위는 여전히 지방함량이 많아 칼로리가 높은 편이기 때문에 지나치게 많이 섭취하면 살이 찔 수밖에 없다. 그런데 이것은 채식주의자들이 좋다고 말하는 식물성지방도 마찬가지다. 식물성 기름에 튀기거나 볶은 음식도 지나치게 많이 먹으면 살이 찔 수밖에 없다. 즉, 어떤 형태의 지방이든지 지나치게 많이 먹으면 살찌는 것을 피할 수는 없는 것이다.

상식적으로 식물성 기름이 정말 몸에 좋다고 하더라도 튀긴 음식을 매일 먹으면 살이 찌고, 결국 혈관도 이에 따라 상할 수밖에 없는 것이 당연한 이치이다. 일본의 근대화를 열었던 도쿠가와 이에야스德川家康는 오늘날 몸에 좋다고 알려지고 있는 올리브기름의 희생양이 됐다는 이야기가 전해진다. 일본 열도를 통일하고 에도 막부시대를 열었을 때 그는 비쩍 마른 체구였다. 그러나 유럽의 선교사들이 들고 온 올리브기름에 튀긴 생선이 너무 맛있어 매일 올리브기름에 튀긴 음식을 즐긴 결과 비만해지게 됐다. 그러던 어느 날, 도쿠가와 이에야스는 올리브기름에 튀긴 도미를 연거푸 두 접시를 비운 다음 그날 밤 복통을 일으키며 중태에 빠졌다. 시의侍醫 가타야마 소테쓰의 재빠른 조치로 회복했지만, 결국 3개월 후 파란만장했던 생을 마감했다.

어떤 식품이든 아무리 몸에 좋은 것이라 할지라도 과하면 오히려 몸을 망친다. 그래서 운동도 지나치지 않게 적당히 해야 하고, 먹는 것도 골고루 적당히 먹는 것이 건강에 이롭다. 채식처럼 특정 음식을 편식한다거나 또는 절식하는 것은 매우 바람직하지 않다. 인간은 잡식동물이기 때문이다.

인간은 위가 4개인 반추동물이나 초식동물처럼 채식만 하거나 또는 육식동물처럼 육식만 해서는 건강히 살아갈 수 없다. 채식과 육식을 적정하게 조합한 잡식, 다시 말해 고기 먹는 채식이 정답이라는 말이다. 즉, 고기, 생선, 야채, 과일, 두부, 된장국, 밥 등 모든 식품을 골고루 적당하게 섭취하는 것이 비만을 피하는 최고의 식습관이라는 소리다.

황제 다이어트가 좋은 이유

당연한 소리 같지만 비만은 과식이 원인이다. 따라서 비만이 되지 않기 위해서는 적게 먹으면 된다. 그러나 인류는 오랫동안 굶주림에 시달려 왔고 그것을 기억하는 우리 몸은 먹거리를 앞에 두고 참는 것을 힘들어 한다. 인간에게 있어 먹는 것의 쾌감과 배부름의 만족감은 행복의 또 다른 표현인 것이다. 그래서 인간은 누구나 먹을 것 앞에서 한없이 약해진다.

누구든지 사흘만 굶으면 머릿속에는 오로지 먹어야 한다는 생각이 가득 찬다. 굶주림은 인류 역사상 가장 오랫동안 인간을 괴롭혀 온 만성 스트레스였다. 그래서 먹거리가 절대적으로 부족하던 원시인들은 기초대사량을 줄여 최소한의 에너지로 살아남는 능력이 필요했다. 그리고 평소에 몸이 필요로 하는 영양분보다 조금 더 많은 영양분을 섭취하여 저장해 두는 것이 생존을 위해 필요했다. 이것을 21세기에 살고 있는 우리 몸이 아직까지 기억하고 있는 것이 비만 문제의 출발점이다.

우리가 몸이 필요로 하는 것보다 조금씩 더 먹은 것이 비만의 주요 원인이다. 그런데 우리 몸은 아무리 먹어도 탄수화물의 비율을 항상 1% 정도로 유지한다. 단백질도 약 15~18% 정도를 항상 유지한다. 오로지 지방만 증가한다. 우리가 먹는 것이 탄수화물이든지, 단백질이든지, 지방이든지 상관없이 우리 몸은 남는 영양소를 모두 지방으로 전환시켜 저장한다. 그래서 지방만 늘어나는 것이다.

우리 몸이 생존하는 데 필요한 체지방은 2~3% 정도에 불과하다. 하지만 조금씩 더 먹다 보면 체지방이 10%를 넘고, 20%를 넘

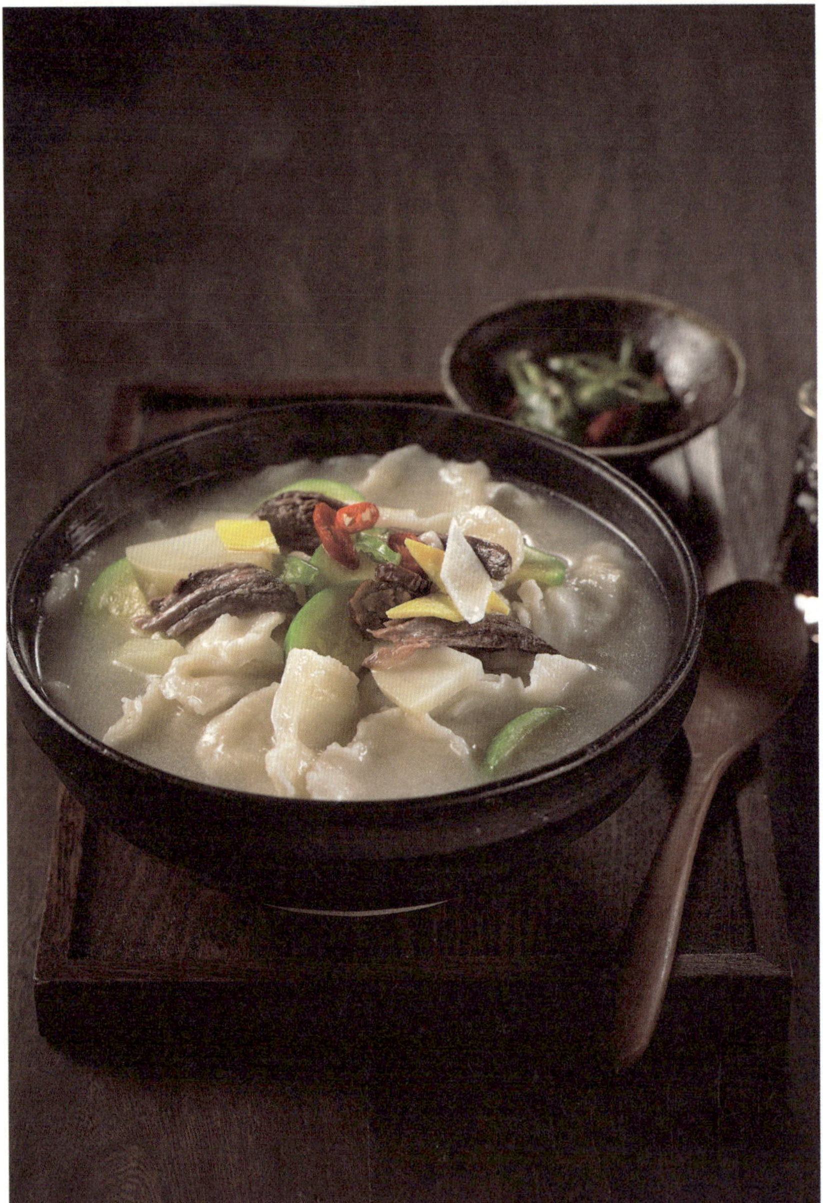

어서면 비만이 된다. 이렇게 무한정 늘어난 체지방이 처음으로 문제가 된 나라는 미국이었다. 미국은 1920년대부터 비만으로 인한 심장병이 급격히 증가하여 사회적으로 큰 문제였다. 당시 비만한 미국인들은, 탄수화물의 섭취가 많은 날씬한 아시아인에 비해 지방의 섭취가 훨씬 많았다. 그래서 지방은 탄수화물에 비해 칼로리가 2배 이상 높기 때문에 같은 양을 먹어도 체내에서 남아도는 에너지를 만들어 살이 찐다고 생각했다. 소위 '칼로리 이론'으로 불리는 이런 논리로 미국에서는 비만하지 않기 위해서 먹는 지방을 줄여야 한다는 주장이 펼쳐졌다. 그리고 수많은 의사나 과학자들이 포화지방과 콜레스테롤을 청산가리와 같은 독극물처럼 취급했다.

그러나 한편에서는 '칼로리 이론'을 반대하는 목소리도 등장했다. 그 대표적인 것이 소위 '황제다이어트'로 알려진 '앳킨스 다이어트'다. 1963년에 앳킨스는 비만과 관련하여 지방은 무해하고 탄수화물이 문제라며 저탄수화물 다이어트를 주장했다. 그런데 신기하게도 탄수화물은 안 먹고 고기를 포함한 축산식품을 양껏 먹는 이 황제다이어트로 많은 비만인들이 살을 빼는 데 성공했다. 황제다이어트는 수많은 다이어트 방법 중에서 가장 쉽고 빠르게 살이 빠진다고 알려지면서 폭발적인 인기를 끌었다.

당시 모두가 신봉하는 '칼로리 이론'과 정반대인 황제다이어트의 성공은 사람들의 생각을 바꾸는 계기가 됐다. 무엇보다 사람들은 칼로리가 숫자에 불과하다는 것을 알게 됐다. 즉, 지방은 숫자상 칼로리는 높지만 이 칼로리가 모두 소화되고 흡수되는 것이 아니라는 것을 알게 된 것이다. 이에 따라 칼로리가 높은 지방을 많이 함유하고 있는 음식을 먹는다고 그 지방이 모두 흡수되어 체지방이 된다는 생각은 틀린 것이 됐다.

지난 반세기 동안 미국은 비만과의 전쟁을 하고 있고 있지만 비만율은 감소되지 않고 있다. 1977년에 미국 정부는 '고탄수화물-저지방 다이어트'를 정부 정책으로 삼아 지방의 섭취는 줄이고 탄수화물의 섭취를 늘렸지만 비만은 오히려 더 증가했다. 고기 위주의 미국 전통식 식사를 할 때보다 동양인들을 따라한다고 안 먹던 탄수화물 섭취를 늘리자 비만이 더 증가한 것이다.

미국인들은 칼로리 계산보다 포만감이 더 중요하다는 것을 뒤늦게 깨달았다. 지방을 줄이면 포만감과 먹는 즐거움이 크게 줄어든다. 따라서 식단에서 지방을 줄이면 오히려 더 많이 먹어 비만해지기 쉬워진다는 것을 알게 됐다. 그래서 저지방 우유를 마시면 더 살이 찐다는 연구결과나 저칼로리 감자칩과 지방대체제가 궁극적으로 더 살찌게 만들고 비만을 유발한다는 연구결과들이 발표됐다.

고탄수화물-저지방 식단인 곡채식을 너무나 잘하고 있는 우리나라는 미국의 이런 소중한 경험을 허투루 봐서는 안 된다. 최근 급속히 늘고 있는 저소득층의 비만율은 고기와 같이 비싼 양질의 단백질 식품을 많이 섭취해서 그런 것이 아니다. 밥과 된장국, 그리고 소금에 절인 김치와 나물들처럼 값싼 고탄수화물-저지방 식단이 주된 요인이다. 아니, 정확하게는 라면이나 인스턴트 커피, 빵 또는 케이크처럼 밀가루를 기름에 튀겨 소금이나 설탕으로 맛을 낸 값싼 탄수화물 가공식품이 주된 요인이다.

탄수화물이 지방으로 전환되지 않고 그대로 체내에 축적되면 큰 문제가 발생할 수 있다. 열량이 지방의 반도 되지 않기 때문에 효율적이지 못할 뿐만 아니라 중량의 3배나 되는 수분을 흡수해서 체중이 너무 무거워지기 때문이다. 탄수화물 10kg이 늘면 물을 포함하여 30kg 이상 체중이 늘어나야 하지만 지방으로는 4kg만 늘어나면 된다. 따라서 우리 몸은 에너지 효율을 위해 남는 탄수화물은 모두 지방으로 전환시킨다.

따라서 다이어트에 좋을 것 같은 곡채식도 지나치게 많은 탄수화물이 섭취되면 모두 지방으로 전환되어 체지방이 증가되고 비만이 될 수 있다. 하지만 반대로 탄수화물을 먹지 않고 고기만 먹는 황제 다이어트를 하는 경우, 고기를 마음껏 먹어도 고기 속의 지방이 흡수되는 양은 제한적이라 살이 빠진다. 탄수화물을 제외한 모든 것을 마음껏 먹기 때문에 뇌는 잘 먹는 것으로 인식하고 기초대사량을 유지하거나 늘리고 영양소 흡수량은 줄여서 살이 빠지는 것이다.

살을 빼기 위해 고기만 먹으라는 말이 아니다. 최근 단일 식품으로 다이어트 하는 것이 유행인데, 포도만 먹는 다이어트나 오이만 먹는 다이어트는 매우 위험하다. 그렇게 영양이 극도로 부족한 다이어트는 자칫 생명까지 위협할 수 있기 때문이다. 따라서 만약 어쩔 수 없이 단일식품으로 다이어트를 해야겠다면 영양이 완벽한 고기로 하는 황제다이어트가 가장 좋다는 말이다.

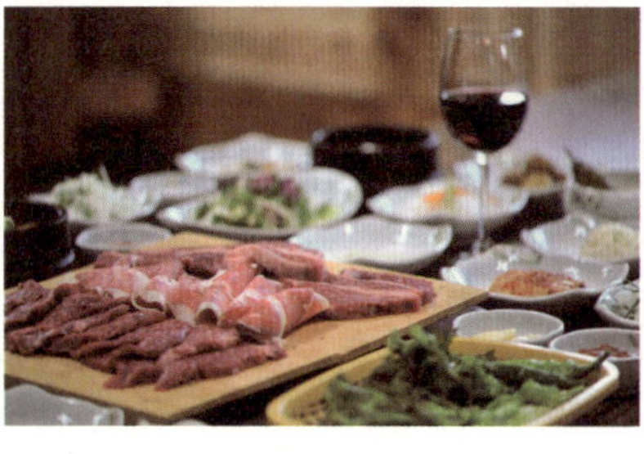

II

고기를 먹으면 면역력이 향상된다

사람의 신체는 강한 것 같지만 사실 그렇게 튼튼하지 못하다. 눈에 보이지도 않는 조그만 바이러스의 공격에도 쉽게 무너지는 것이 우리 몸이다. 우리 몸은 외부로부터 질병 바이러스나 세균이 공격해올 때 효과적으로 방어하지 못하면 질병을 앓고 건강을 잃는다. 따라서 우리 몸이 건강하기 위해서는 기본적으로 바이러스나 세균과 같은 외부 침입자의 공격을 막아낼 수 있는 방어체계를 잘 구축해야 한다.

우리 몸이 외부의 공격을 막아내는 방어체계를 면역시스템이라고 부른다. 그리고 면역시스템이 효율적으로 가동되는 능력을 면역력이라고 한다. 그런데 고기에 있는 양질의 단백질은 체내 면역력을 증진시키는 각종 물질의 합성에 효율적으로 사용된다. 고기를 많이 먹으면 면역력이 높아져 건강해진다는 말이다.

쉽게 말하자면 이렇다. 감기 바이러스가 우리 몸에 들어왔을 때 체내 면역체계가 제대로 작동하지 않아 효과적으로 퇴치하지 못하면 우리는 감기에 걸리고 몸살을 앓게 된다. 따라서 감기에 걸리지 않기 위해서는 평소 면역력을 높여 두는 것이 필요하다. 그런데 이 면역력이라는 것은 면역체계를 이루는 항체와 보체에 의해 결정되고, 이 항체와 보체는 아미노산들로 구성되는 단백질이다. 그러므로 평소 항체나 보체가 잘 만들어질 수 있도록 양질의 단백질을 많이 함유하고 있는 고기를 충분히 섭취하면 쉽게 감기에 걸리지 않는다는 말이다.

반대의 논리로 식물성단백질은 아무리 많이 섭취한다고 하더라도 면역시스템이 효과적으로 가동되지 않는다. 항체나 보체가 효율적으로 만들어지지 않기 때문이다. 그러나 채식주의자들은 채식이나 곡채식으로도 건강한 몸을 유지하는 데 큰 문제가 없다고 말한다. 하지만 이는 보편타당한 과학적 사실에 반하는 주장이다. 콩, 쌀, 밀가루 등 식물성 식품들은 총 단백질의 함량이 높다고 하더라도 필수아미노산을 최소 하나 이상 부족하게 가지고 있는 불완전 단백질이다. 이런 불완전단백질들은 아무리 많아도 항체나 보체를 효과적으로 만들지 못한다.

어떤 식품에 들어 있는 필수아미노산들을 이상적인 필수아미노산의 조성과 비교하여 가장 부족한 것을 제1제한아미노산, 그 다음으로 부족한 것을 제2제한아미노산이라 부른다. 그리고 단백질의 영양가는 제1제한아미노산의 함유 수준으로 결정된다. 식물성단백질은 거의 대부분이 제1제한아미노산을 가지고 있는데, 우리가 주식으로 하고 있는 쌀의 아미노산가는 65이고, 채식주의자들이 가장 훌륭한 단백질원이라고 주장하는 콩의 아미노산가는 86이며, 빵의 주원료인 밀가루의 아미노산가는 44이다.

고기의 단백질은 양질의 단백질이기 때문에 우리 체내의 각종 효소, 호르몬 및 항체의 생성에 효율적으로 이용되며, 체액, 전해질 및 산-염기의 균형 유지에 완충제로서도 효과적으로 이용된다. 소고기, 돼지고기, 닭고기는 제1제한아미노산을 가지고 있지 않기 때문에 아미노산가가 100이다. 즉, 고기는 단백질 영양가가 100점인 식품이라는 말이다.

양질의 단백질을 섭취하는 것은 태아나 성장기 어린이에게 좋을

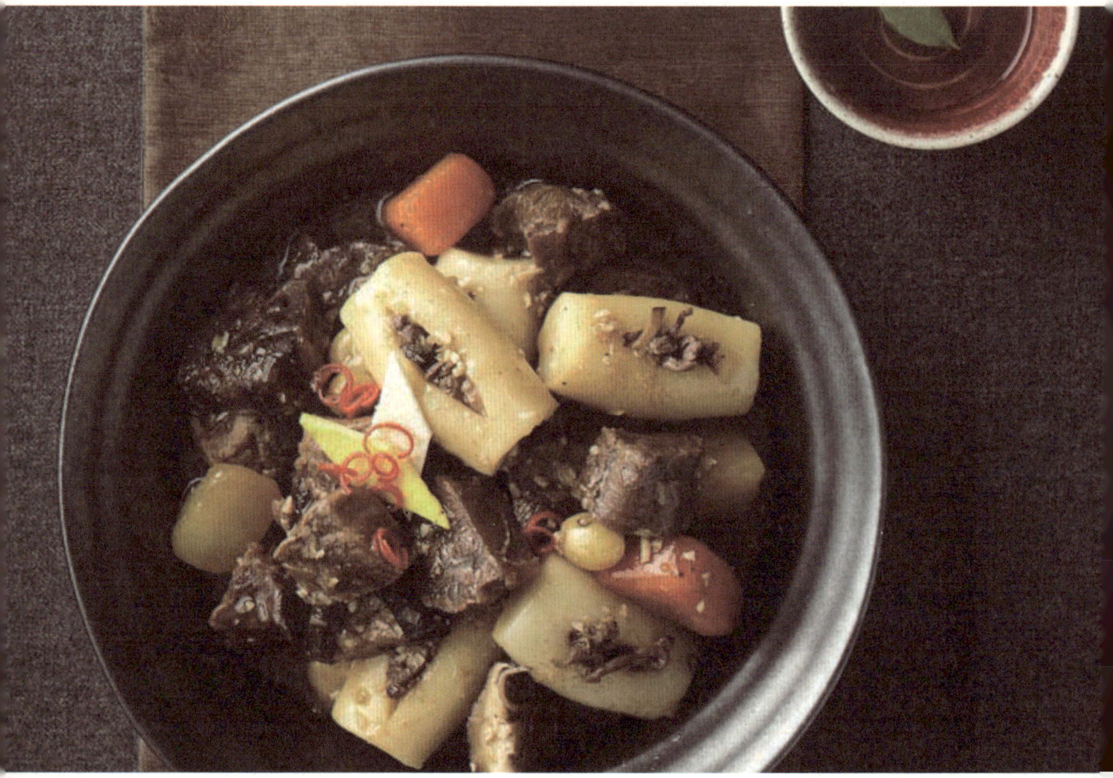

뿐만 아니라 화상, 창상, 수술 등으로 인한 새로운 조직의 생성과 늙은 세포의 교체를 위해서도 매우 좋다. 그래서 소고기나 돼지고기가 귀했던 1970년대까지만 하더라도 수술 후 빠른 회복을 위해 개고기의 섭취를 권하던 시골의사도 많이 있었다. 병원에서 주는 밥과 국과 채소반찬으로는 상처가 빨리 아물지 않았기 때문이다.

또 다른 실례로 뉴기니아 원주민들의 노화가 빨리 진행되는 이유가 양질의 단백질 섭취가 부족하기 때문이라는 과학적인 보고가 있다. 우리나라의 경우도 고기가 귀해 많이 먹지 못했던 지난날에 비해 1980년대 이후 고기의 섭취량이 늘어나면서 청소년들의 신장이 크게 향상됐고 평균수명도 직선적으로 늘어난 것을 각종 통계자료가 잘 보여 주고 있다.

만약 단백질의 섭취가 부족하면 인간은 단백질부족증Kwashiokor을 일으켜 발육이 지연되고 피부와 모발의 색소가 변화하며 부종 등이 발생할 뿐만 아니라 성장지연, 면역력 부족, 빈혈, 학습능력 부족 등이 유발되기도 한다. 따라서 지속적인 성장과 새로운 조직의 생성이 필요한 어린아이나 청소년의 경우는 양질의 단백질원인 고기를 충분히 먹는 것이 바람직하다. 또 노인들의 경우도 뇌의 연화, 치매현상, 뇌졸중을 막기 위해서는 고급단백질이 풍부한 고기를 많이 섭취하는 것이 좋다.

고기 먹는 아이들이 키가 크다

인간은 영양학이나 의학이 존재하지 않았던 먼 옛날부터 동물의 근육, 즉 고기를 먹고 살았다. 그때부터 경험적으로 동물의 근육에는 단백질이 풍부하여 생명을 유지하기에 최고의 음식이라는 것을 알고 있었다. 우리의 몸도 고기단백질과 너무나 유사한 아미노산 조성의 단백질로 이루어져 있기 때문에 고기야말로 최상의 영양식품이었던 것이다.

한창 체성장이 이루어지는 성장기 아이들은 특히 고기단백질을 충분히 섭취할 필요가 있다. 채식주의자들은 채식의 식단으로도 인간의 성장에 필요한 모든 단백질을 섭취할 수 있다고 말한다. 물론, 이론적으로는 맞는 말이다. 하지만 현실적으로 식물성 식품들의 단백질 아미노산가를 각각 계산하고 부족한 필수아미노산을 보충하기 위한 식단을 복잡하게 짜서 먹는다는 것은 그리 쉬운 일이 아니다. 특히 성장기의 어린이나 청소년들에게 아침저녁으로 그렇게 먹이기란 정말 힘든 일이다. 그리고 왜 또 그렇게 먹어야만 하는지에 대한 이유도 불분명하다. 그냥 채식의 식단에 고기 한 접시만 추가하면 모든 것이 해결되는데 말이다.

채식주의자 가운데는 한창 자랄 나이에 콩나물을 먹으면 키가

쑥쑥 큰다고 말하는 사람도 있다. 그러나 콩나물에는 칼슘과 인이 극히 소량으로 존재하기 때문에 키 성장과는 무관하다. 오히려 아이들을 롱다리로 만드는 데 방해가 되는 것은 탄수화물과 지방, 특히 트랜스지방이다. 과도한 탄수화물과 지방의 섭취는 비만을 유발하고, 축적된 피하지방의 비만세포에서 여성호르몬이 분비되어 정상적인 성장을 저해하기 때문이다. 특히 성장장애는 단백질, 철분, 칼슘, 아연 중 하나라도 섭취가 부족하면 나타난다. 그러므로 키를 키우고 체격을 좋게 하기 위한 최고의 비결은 편식 없는 균형 잡힌 식사를 하는 것이다. 채식이나 곡채식처럼 한 식품군을 과다하게 섭취하면 상대적으로 다른 식품군의 섭취가 부족해져 성장에 필수적인 영양소가 결핍되기 쉽기 때문이다.

따라서 '고기 먹는 채식'처럼 다양한 음식을 골고루 먹는 것이 체성장에 좋은 식습관이다. 특히 어린 나이의 성장기에는 음식을 가리지 않고 잘 먹어서 건강하고, 건강해서 잘 먹는 선순환의 식생활 패턴을 형성하는 것이 매우 중요하다. 채식이나 곡채식을 주장하는 사람들에 의한 잘못된 정보에 현혹되어 어린 자녀들이 나쁜 식습관을 갖도록 해서는 안 된다.

식습관이란 일상 식사의 반복이 누적되어 형성되는 것이기 때문에 한 번 나쁜 식습관이 형성되면 고치기 매우 어렵다. 고기도 어려서부터 많이 먹어 본 사람이 잘 먹는 것처럼 어렸을 때부터 채식이라는 편식을 하지 않도록 하는 것이 중요하다. 어려서부터 까다로운 채

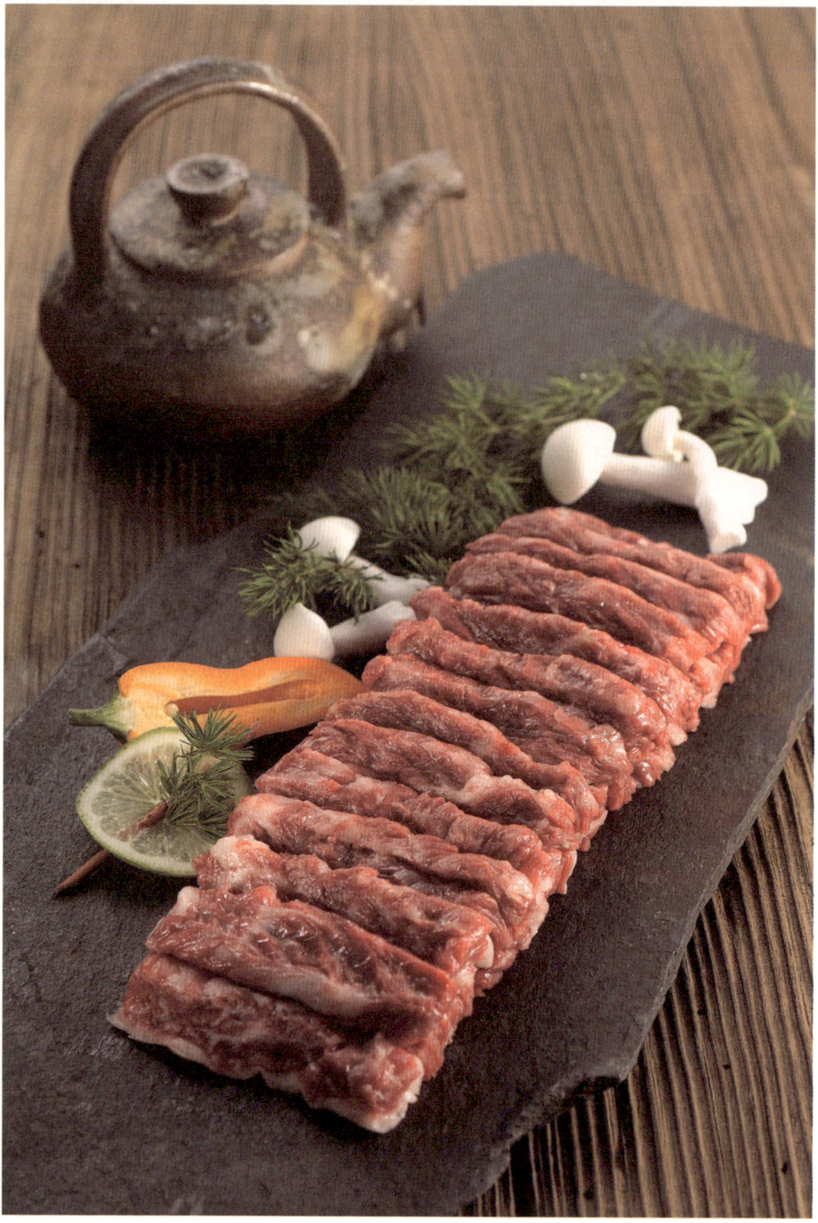

식으로 편식하는 습관에 길들여지면 어른이 되어도 고기를 쉽게 먹지 못한다. 이는 성장이나 건강에 바람직하지 않을 뿐만 아니라 기호의 폭이 좁아져 사회생활에서도 문제가 될 수 있다.

성장기 학생들에게 고기가 좋은 이유는 고기의 단백질이 신체를 이루고 있는 세포의 대사회전turn over을 원활하게 해주기 때문이다. 우리 체내의 모든 단백질들은 각각의 수명이 있기 때문에 기능을 다한 단백질은 분해되어 사라지고 새롭게 생성된 단백질로 교체된다. 이것을 학술적으로 '대사회전'이라고 하는데, 대사회전이 원활하게 이루어져야 건강한 몸을 유지할 수 있다. 체내에서 수명을 다한 단백질은 세포 안에 있는 리보솜ribosome에서 아미노산으로 분해되어 다시 새로운 단백질을 합성하는 재료로 이용된다. 하지만 일정 분량의 단백질 감소분은 식사를 통해 보충해야 한다.

이런 대사회전이 원활하게 이루어지기 위해서는 성인의 경우 하루에 체중 1kg당 약 1.08g의 단백질 섭취가 필요하다. 그런데 성장기의 신체는 대사회전뿐만 아니라 성장과 발달이라는 생화학적 반응이 활발히 일어나기 때문에 더 많은 단백질의 섭취가 필요하다. 물론 이러한 대사회전과 성장과 발달에 필요한 단백질의 보충에 있어서도 고기단백질은 콩, 쌀, 밀가루의 단백질에 비해 우선적으로 이용된다. 고기단백질의 아미노산 조성이 인체의 단백질과 유사하기 때문이다.

그렇다면 이렇게 양질의 단백질을 가지고 있는 고기를 하루에 어느 정도 먹는 것이 적당할까? 영양학자들에 따르면 사람이 하루에 필요로 하는 단백질의 양은 성인남자는 약 70g, 성인여자는 약 60g이라고 한다. 만약 이것을 한 가지 식품으로만 충족시키려 한다면, 쌀은 1되, 식빵은 3.3kg, 우유는 3리터, 계란은 10개를 먹어야 하지만 고기는 약 500g 정도만 먹어도 충분하다.

호주에서 발표한 연구에 따르면, 건강을 유지하기 위한 소고기의 일일 적정 섭취량은 남자는 180~240g, 여자는 102~150g인데 혈중 콜레스테롤 함량이 정상일 경우 500g까지도 섭취가 가능하다고 한다. 고기를 하루 평균 200g을 섭취할 경우 1년이면 약 72kg이다. 그런데 현재 우리나라는 소고기, 돼지고기, 닭고기를 합쳐서 약 40kg 정도를 섭취하고 있다. 이는 하루 평균 120g 정도에 불과한 양이다.

게다가 한창 성장기에 있는 어린이의 경우 계속적인 성장과 새로운 조직의 생성을 위해 성인보다 훨씬 많은 단백질의 섭취가 필요하다. 어린이 경우 체중 1kg당 성인의 2배가 넘는 단백질이 필요하다고 한다. 따라서 이런 자료들만 놓고 봐도, 우리 아이들을 체격이 크고 체력이 강한 아이로 만들기 위해서는 고기를 지금보다 더 많이 먹여야 함을 알 수 있다.

우울할 때는 고기를 먹자

우리나라 국민들의 사망 원인 1위는 암이며, 2위는 뇌혈관 질환, 3위는 심장 질환, 그리고 4위가 자살이다. 그런데 자살의 대부분은 우울증 때문에 발생한다. 건강보험심사평가원에 따르면, 우리나라에 우울증을 앓고 있는 사람의 수는 최소 200만 명 이상으로 추정된다. 그래서 그런지 대한민국은 OECD 회원국 중 자살률 1위를 차지하고 있으며, OECD 회원국 평균 자살률의 2배를 웃돈다.

그런데 최근 평소에 섭취하는 음식으로도 어느 정도 우울증을 예방할 수 있다는 주장이 힘을 받고 있다. 소위 '푸드테라피'로 불리는 것이 바로 그것이다. 예를 들어, 맛있는 고기 한 점을 상추에 싸서 입안 가득 넣고 씹다 보면 짜증이 가라앉고 기분이 좋아진다는 것이다. 고기의 감칠맛도 짜증을 가라앉히는 데 일조하지만, 과학자들은 그 이유를 고기와 같은 양질의 단백질이 풍부한 식품에 많이 들어 있는 트립토판에서 찾고 있다. 트립토판은 체내에서 세로토닌의 원료가 되는데, 세로토닌은 사랑과 행복의 감정을 만들어 내고, 심신을 안정시켜 깊은 잠을 잘 수 있게 만들기 때문이다. 세로토닌은 행복감과 안정감을 주는 신경전달물질로 체내에서 분비량이 적으면 불면증으로 수면장애를 겪을 수 있다. 만약 체내 세로토

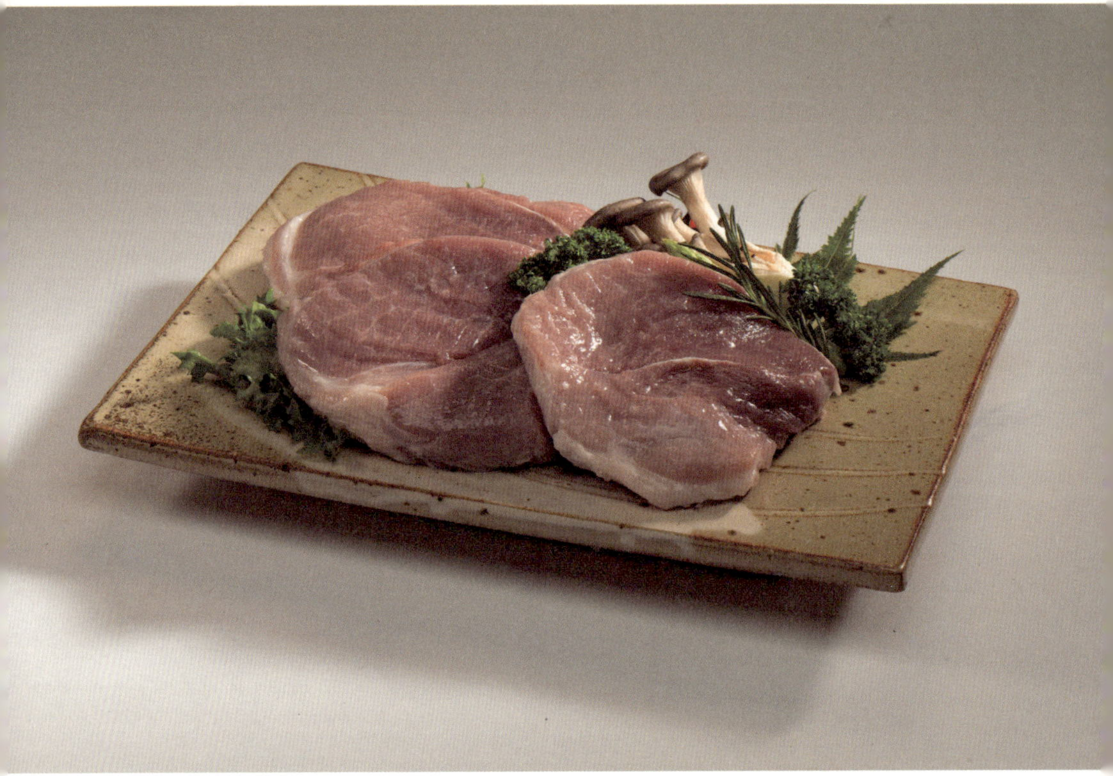

닌 분비가 적으면 남성은 충동성이 증가하고 여성은 우울증이 증가한다. 그리고 식욕이 왕성해져 비만이 되기 쉽다.

사람의 기분을 관장하는 기관은 뇌다. 뇌는 우리 몸에서 가장 복잡하고 중요한 기관으로 늘 많은 영양소를 필요로 하기 때문에 항상 배고픈 장기로 알려져 있다. 우리가 섭취하는 영양소와 에너지가 첫 번째로 소비되는 곳도 바로 뇌다. 뇌는 식탐이 많고 식성도 까다롭다. 하루에 음식을 통해 공급되는 열량의 20% 정도를 뇌가 소비하는데 늘 효율이 좋은 최상급 연료만 요구한다. 그래서 뇌건강을 위해서는 양질의 단백질 식품을 먹어야 한다는 말이다.

장기간 채식을 하면 양질의 단백질을 충분히 공급받지 못하기 때문에 세로토닌의 부족으로 우울증에 걸릴 확률이 높아진다. 식물성 식품에는 필수아미노산인 트립토판이 부족하기 때문이다. 이런 사람들은 종종 초콜릿과 같이 단순당 위주로 되어 있는 단것을 먹으면 일시적으로 기분이 좋아지는 것을 느낀다. 단것을 먹으면 순간적으로 인슐린의 분비가 촉진되어 뇌가 순간적이나마 혈중에 잔류하는 트립토판을 공급받을 수 있기 때문이다.

혈중에서 인슐린의 역할은 혈관을 지나가면서 당, 지방, 아미노산을 세포로 운반하여 저장하는 것이다. 그런데 인슐린은 다른 모든 아미노산들은 세포로 운반하지만 유일하게 트립토판만은 건드리지 않는다. 따라서 인슐린이 지나간 자리에는 트립토판만 남게 되고, 혈중 트립토판은 어떤 장애도 없이 빠른 시간에 뇌로 전달될 수 있다. 바로 이것이 우울증에 걸린 사람들이 단순당으로 이루어진 단 식품, 즉 탄수화물로 된 위안의 음식을 찾는 이유이다.

그런데 탄수화물을 기본으로 한 식사를 지속적으로 하다 보면 저혈당증이 유발될 확률이 매우 높아진다. 보통 우리 몸은 혈당이 떨어지면 다시 올려야 한다는 강박증이 생긴다. 그 결과 순간적으로 혈당을 올릴 수 있는 단 식품을 찾게 되는데, 당을 먹으면 아드레날린이 급속히 대량 분비되어 일시적으로 엔도르핀의 수준이 높아진다. 엔도르핀은 즐거움, 만족감, 행복감을 전달하는 물질로 사랑에 빠진 사람들에게 흔히 분비되는 호르몬이다. 하지만 문제는 이 반응이 일시적으로 일어난다는 것과 중독성이 있다는 것이다. 소위 '탄수화물당 중독증'에 걸리는 것이다.

물론 체내에서 엔도르핀이 지속적으로 만들어지게 하려면 양질의 단백질이 풍부한 식품을 정기적으로 섭취하는 것이 좋다. 양질의 고단백 식품의 섭취가 부족하면 뇌에서 다량의 엔도르핀이 지속적으로 만들어지지 않기 때문이다. 그러니까 양질의 단백질을 충분히 먹지 못하는 사람의 뇌는 세로토닌뿐만 아니라 엔도르핀도 부족하여 우울증에 걸릴 확률이 높아진다.

그런데 채식이 건강에 좋다고 주장하는 사람들은 각종 식물성 식품들을 트립토판이나 세로토닌과 관련지어 설명하기도 한다. 예를 들어, 비가 오는 우울한 날에 파전이 먹고 싶어지는데 그 이유는 밀가루에 풍부한 트립토판 때문이라고 말한다. 즉, 밀가루에는 사람의 감정을 조절하는 세로토닌이라는 성분을 구성하는 단백질, 아미노산, 비타민 B등이 다량 함유되어 있어 비 오는 날에 밀가루 음식을 먹으면 우울한 기분을 해소할 수 있다는 것이다. 하지만 이는 사실이 아니다.

밀가루에는 글루텐이란 단백질이 약 10~15%가 들어 있다. 하지만 글루텐에 들어 있는 단백질의 양이라는 것은 고기의 단백질 함량인 20%보다 훨씬 적은 양이고 단백질의 질도 비교가 되지 않게 나쁘다. 글루텐의 아미노산 조성을 살펴보면, 글루타민과 프롤린이 전체의 50% 내외를 차지하고 있으며 페닐알라닌과 글리신 등도 글루텐의 주요 아미노산이다. 밀가루 단백질에는 필수아미노산인 트립토판은 미량으로 존재한다. 게다가 트립토판이 아무리 많더라도 포화지방산 없이는 아무런 효과가 없다. 신경전달 물질이 실제로 뭔가를 전달하려면 포화지방산이 있어야 하기 때문이다. 따라서 고기와 같이 양질의 단백질과 포화지방이 풍부해야 세로토닌이 많이 만들어지고 제 역할을 할 수 있다.

흔히 우울증을 '마음의 감기'라고 말한다. 그건 누구나 몸의 컨디션이 안 좋으면 쉽게 감기에 걸릴 수 있는 것처럼 우울증도 마음의 컨디션이 안 좋으면 누구나 쉽게 걸릴 수 있는 병이기 때문이다. 이 마음의 병은 정신이상이나 의지력이 약한 사람만이 걸리는 것이 아니라 누구나 감정의 균형을 잃게 되면 걸릴 수 있는 것으로, 그 감정의 균형이란 균형 있는 영양소를 공급받지 못하면 쉽게 잃게 된다. 즉, 고른 영양소를 섭취하면 몸에 감염력이 생겨 감기에 걸리지 않는 것처럼 우울증에도 걸리지 않게 된다. 따라서 채식과 같은 편식이 아니라 고기 먹는 채식, 즉 균형식을 하는 것이 정신건강을 위해서도 좋다.

고기는 건강보조식품

밥이 보약이니 밥만 잘 먹어도 건강할 수 있다는 말이 있다. 하지만 보약도 지나치면 독이 되듯이 밥도 지나치게 많이 먹으면 건강을 해치게 된다. 물론 고기도 미국사람들처럼 지나치게 많이 먹으면 좋지 않겠지만, 만약 밥이 보약이라면 고기야말로 보약 중에 보약이다. 그 이유는 고기 속에는 밥에서는 찾아볼 수 없는 우수한 영양성분이 많을 뿐만 아니라 각종 생리활성을 가진 기능성 물질들도 많이 들어 있기 때문이다.

고기는 대단히 맛이 있을 뿐만 아니라 영양적으로도 매우 우수한 식품이라는 것은 더 이상 말할 필요가 없다. 여기에 덧붙여 고기에는 세로토닌, 아난다마이드, 갈로신 등과 같이 우리 신체에서 생리활성 작용을 하는 물질들도 많이 들어 있다. 세로토닌은 정신을 맑게 하여 만족감이나 행복감을 갖게 하고, 아난다마이드는 유쾌한 기분을 느끼게 하고 통증을 완화시키는 기능성을 가지고 있다. 또 갈로신이나 고기 속에 많은 칼슘 또는 비타민 E는 체내에서 과산화물의 생성을 억제하는 항산화 역할을 한다.

식사를 통해 우리 체내에 들어온 고기단백질은 곧바로 아미노산으로 분해되지 않고, 먼저 아미노산 몇 개가 붙어 있는 펩타이드peptide로 분해된 다음 최종적으로 각각의 아미노산들로 분해된다. 그런데 이러한 펩타이드들 중에 생리활성을 가진 것들이 있으며, 특히 그중에는 혈압상승을 막거나 콜레스테롤의 상승을 억제하는 것도 있다.

고기단백질의 펩타이드가 혈압상승을 억제하는 것은 혈압을 상승시키는 안지오텐신 IIangiotensin II라는 물질의 생성을 억제하기 때문이다. 안지오텐신 II는 안지오텐신 I으로부터 만들어지는데, 안지오텐신 I은 혈압상승작용이 없지만 안지오텐신 전환효소에 의해 강력한 혈압상승 작용을 하는 안지오텐신 II로 변환된다. 그런데 고기단백질의 펩타이드가 안지오텐신 전환효소의 역할을 저해하여 안지오텐신 II로 변환되는 것을 막기 때문에 혈압의 상승이 억제되는 것이다.

고기 속에 들어 있는 기능성 물질들은 아직도 밝혀지지 않는 것

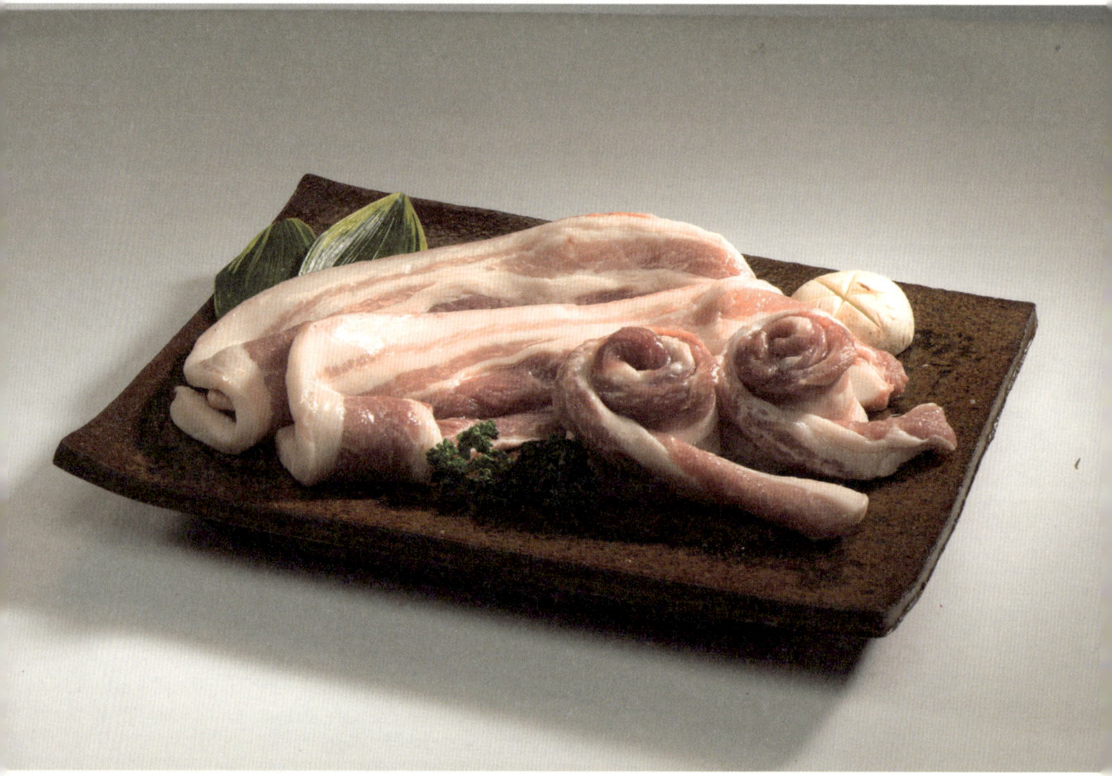

이 많이 있다. 예를 들어, 지방을 연소시키기 위해 꼭 필요한 카르니틴이라는 펩타이드도 체내에서 고기단백질이 분해되면서 만들어진다는 것이 최근에 밝혀졌고, 히스티딘과 알라닌이 붙은 펩타이드인 카르노신이 콜레스테롤의 산화를 억제하는 항산화 기능이 있다는 것도 근래에 밝혀졌다.

이 밖에도 고기단백질이 림프구에 작용하여 면역력을 높인다거나 스태미나를 증진시키는 항피로 효과를 가지는 것도 모두 고기 속에 들어 있는 생리활성 물질들의 작용 때문이라고 할 수 있다. 또한 한우와 같은 반추동물로부터 생산되는 소고기에는 공액리놀렌산인 CLA conjugated linoleic acid가 들어 있는데, CLA는 항암효과, 콜레스테롤 감소효과 등이 있는 것으로 밝혀졌으며, 최근에는 체지방 감소효과가 증명되면서 다이어트 물질로도 인기가 높다.

여기에 덧붙여 술 마시는 것을 즐기는 사람들이 좋아할 만한 흥미로운 연구결과도 있다. 일반적으로 장기간 음주습관이 있는 사람이나 술을 많이 마시는 사람은 그렇지 않은 사람보다 고혈압에 걸릴 확률이 높으며 간도 나빠진다고 알려져 있다. 그런데 일본식육소비자종합센터에서 발간한 《식육과 건강에 관한 포럼》에 따르면 고기를 많이 먹으면 알코올에 의한 간의 손상을 막을 수 있다고 한다.

즉, 실험용 쥐에게 고기단백질과 콩단백질을 급여한 다음 알코올을 섭취하게 했더니 고기단백질로 사육한 쥐가 훨씬 알코올을 잘 분해하는 것으로 나타났으며, 혈액 중의 알코올 농도도 2배나 빠르게 감소하는 것으로 나타났다. 그 후 콩단백질로 사육한 쥐의 사료에 콩단백질에는 부족한 성분인 메치오닌을 첨가하여 급여했더니 고기단백질로 사육한 쥐와 알코올 분해능력이 같아지는 것으로 나타났다. 즉, 고기단백질이 콩단백질보다 알코올 처리능력이 월등히 빨랐던 것은 콩에는 부족한 아미노산인 메치오닌 때문이라는 것을 알 수 있다. 게다가 고기단백질로 사육한 쥐의 간 기능장애를 측정하는 GOT나 GPT 수치도 콩단백질로 사육한 쥐에 비해 낮은 것으로 나타났는데, 이는 고기단백질이 빠른 알코올 처리능력으로 간을 보호한다는 것을 의미한다. 따라서 술을 마시는 사람들은 고기를 안주로 먹는 것이 간 보호를 위해서도 좋을 것으로 보인다.

이처럼 고기 속에는 건강에 이로운 생리활성 물질이나 기능성 물질들이 아주 많이 함유되어 있다. 마치 건강보조식품과 같다. 게다가 최근 우리나라에서는 다양한 생리활성 물질들을 가축에게 급여하여 고기 속에 축적시킨 브랜드육들도 많이 개발되어 판매되고 있다. DHA, EPA, CLA, 사포닌, 키토친 등 건강을 보조할 수 있는 다양한 기능성 물질들을 이용한 브랜드육들이 그런 것이다. 따라서 어쩌면 이제는 건강보조식품을 주기적으로 복용하듯이 고기를 정기적으로 먹는 것이 좋을 듯하다.

III

암과 고기의 평행이론

문명사회가 시작되기 전에는 암이 존재하지 않았다. 인류는 사냥과 채집으로 먹거리를 구했던 고대부터 고기와 과실을 자유롭게 먹었던 시대에는 소위 현대병으로 알려지고 있는 질병들과 무관한 생활을 영위했다. 그런데 산업화로 농업이 발달하고 공장식 농법으로 생산된 곡물과 채소를 가공하여 먹기 시작하면서 당뇨병, 고혈압, 심혈관계 질환, 암과 같은 질병이 나타났다.

그럼에도 불구하고 우리나라 채식주의자들은 고기에 들어 있는 포화지방과 콜레스테롤이 현대 성인병의 주범이라는 과장된 홍보와 광고를 멈추지 않고 있다. 그 결과 현재 많은 사람들이 고기를 먹는 것이 건강에 좋지 않다고 오해하고 있다. 하지만 우리나라는 아직까지는 대부분의 사람들이 주식으로 밥과 국 그리고 반찬을 먹고 있으며, 고기 섭취량도 서구의 나라들에 비해 절반도 안 되는 수준이다. 그러므로 대한민국은 포화지방이나 콜레스테롤에 대해서 서구의 나라들과 다른 평가를 해야 한다.

세계적인 대규모 역학조사연구인 다중위험요소조정연구 MRFIT multiple risk factor intervention trial에 따르면, 혈중 콜레스테롤 수치가 증가하면 협심증이나 심근경색으로 사망하는 위험은 높아지지만 암이나 뇌졸중으로 사망하는 위험은 낮아진다고 한다. 이런 아이러니컬한 연구결과는 우리나라 국민들이 주목해야 한다. 왜냐하면 우리나라는 사망원인 1위가 암이고, 또 단일 질병으로는 뇌졸중이 사망원인 1위이기 때문이다. 혈중 콜레스테롤 수치가 증가하면 암의 발병률이 낮아지는 현상은 고기를 많이 먹지 않는 우리 대한민국 국민들에게 시사하는 바가 크다.

암은 종류가 많고 그 종류에 따라 혈중 콜레스테롤 수치의 상관관계가 엇갈린다. 즉, 콜레스테롤 수치가 낮아지면 암의 발생률이 높아지는 부의negative 상관관계를 보고하는 연구결과도 많다. 물론 여러 종류의 암마다 정의positive 상관관계와 부의 상관관계가 혼재하지만, 위암이나 자궁암은 콜레스테롤 수치가 낮으면 발생률이 높아지고, 유방암이나 전립선암은 콜레스테롤 수치가 높으면 발생률이 높아진다.

그러나 전체적으로 보면 콜레스테롤 수치가 낮아지면 암의 발생률과 이로 인한 사망률이 높아진다는 것에는 큰 이견이 없어 보인다. 그러므로 정상인이라면 암과 관련하여 콜레스테롤이 걱정되어 고기의 섭취를 의도적으로 피할 이유가 전혀 없다. 아니, 오히려 역설적으로 고기의 섭취가 암의 발병을 억제할 수도 있다.

채식을 함으로써 혈중 콜레스테롤 수치가 낮아지면 암의 발생률이 증가하는 이유에 대해서는 많은 견해가 있지만, 낮은 콜레스테롤 수치가 암의 직접적인 원인이라기보다는 콜레스테롤 수치를 낮추기 위해 노력하는 식습관 때문이라는 주장이 우세하다. 즉, 채식이나 곡채식이 좋다고 주장하는 사람들은 콜레스테롤을 낮추기 위한 식단을 만들기 위해 무단한 애를 쓰지만, 콜레스테롤이 부족한 식단은 영양이 부족하거나 편중될 수밖에 없으며, 이것이 암의 발생

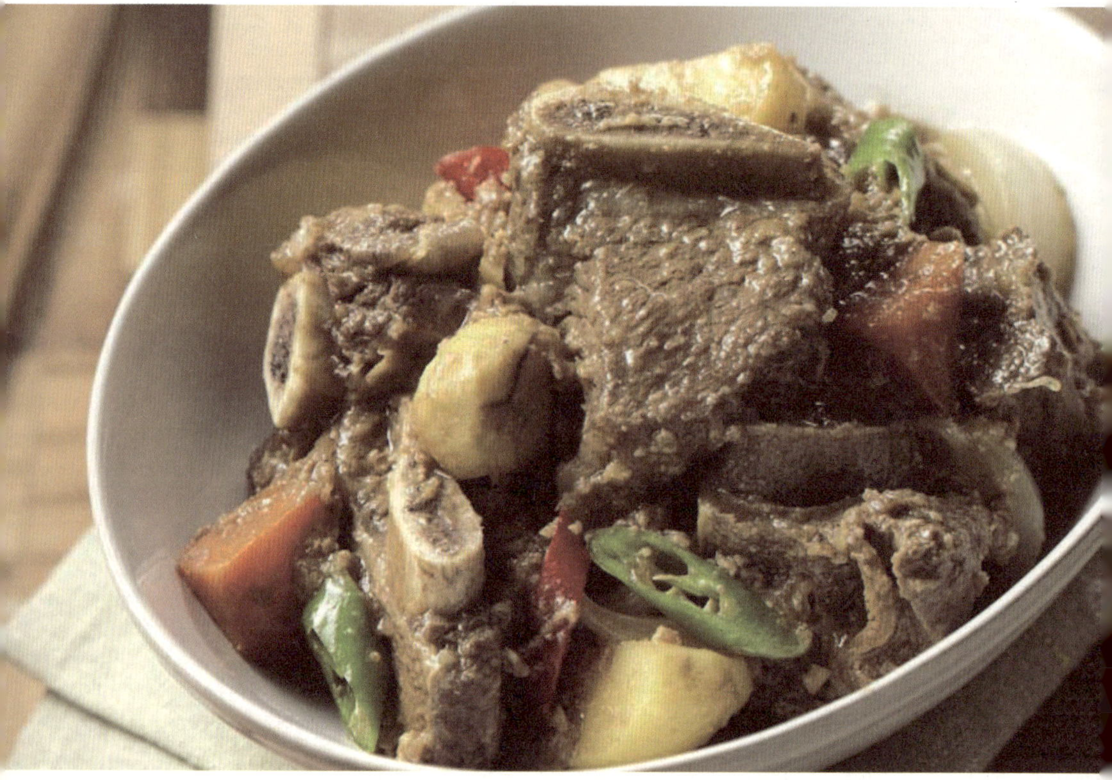

요인이 될 수 있다는 말이다.

아무래도 채식의 식단은 양질의 단백질이 부족할 뿐만 아니라 지용성 비타민의 결핍을 피할 수 없다. 게다가 동물성지방에 들어 있는 영양소가 없으면 다른 식물성 식품에서 섭취한 대부분의 영양소는 효율적으로 소화 흡수되지 못하고 낭비되고 만다. 특히 비타민 A, D, E, K는 동물성지방에 많이 들어 있고, 동물성지방은 무기질의 흡수와 단백질의 소화에 필수적으로 필요하다.

고기에 풍부한 지용성 비타민들은 체내에서 다양한 기능을 발휘하고 암의 발생을 억제하는 역할도 수행한다. 즉, 비타민 A는 암세포의 싹을 제거하여 면역기능을 정상적으로 유지하게 하는 기능이 있을 뿐만 아니라 발암촉진인자들을 제거하는 역할도 한다. 또 천연 항산화제로 잘 알려진 비타민 E는 정상적인 세포를 튼튼히 지키는 기능을 하며, 불안정하게 산화되기 쉬운 비타민 A의 흡수를 돕기 때문에 우리 몸에 꼭 필요한 물질이다. 이 같이 고기에는 암세포의 발생과 성장을 억제하는 영양성분이 많다. 암세포가 원초적으로 무서워하는 성분이 고기에는 많은 것이다.

물론 채식주의자들이 곡채식을 하면서 이런 성분들은 건강보조식품이나 알약으로 섭취하면 된다고 하면 할 말은 없다. 하지만 채식주의자들이 꼭 알아야 할 것이 하나 있다. 곡물과 채소들도 생물이기 때문에 인간에게 먹히는 것을 그다지 좋아하지 않는다는 사실이다. 식물은 동물처럼 움직이지 못하기 때문에 죽음을 앞두고 도망가는 대신 화학물질을 분비하고, 이런 화학물질들은 음식물의 소화 흡수를 방해한다.

식물이 인간의 입속으로 들어가는 죽음을 앞두고 분비하는 화학물질 중 대표적인 것이 피트산이다. 식물이 생존을 위해 분비하는 피트산은 그 식물을 먹은 대상의 소화기관에 있는 각종 미네랄과 결합해 미네랄의 흡수를 방해한다. 쉽게 말하자면, 잘 정제된 쌀이나 밀가루를 먹을 때마다 우리는 미네랄의 흡수를 방해받는다는 소리다. 게다가 설탕과 같이 무기질을 완벽히 제거한 탄수화물 식품을 먹을 때 이런 현상은 더욱 심해진다. 따라서 건강식품이라는 미명 아래 곡채식으로 일관된 식사를 하는 한 우리의 몸은 소리 없이 무너지고 암과 같은 질병에 자연스럽게 노출된다고 할 수 있다.

탄수화물 위주의 곡채식 식단 때문에 우리나라가 암 발병률이 높은 것이라거나 또는 고기의 섭취가 부족하여 혈중 콜레스테롤 수치가 낮아 암의 발병률이 높은 것이라고 말하는 것은 무리가 있다. 하지만 분명한 점은 고기를 먹지 않는 채식으로 동물성지방의 섭취를 절대적으로 부족하게 만드는 것은 건강한 장수를 위해 바람직하지 않다는 것이다.

암도 이겨내는 고기의 힘

우리나라 사망원인 1위는 미국처럼 심혈관계 질환이 아니라 암이다. 그런데 밥과 된장국 그리고 김치와 나물, 곡채식의 식단을 자랑하는 우리나라는 위암에 걸리는 사람이 유독 많다. 암 중에서도 위암은 치료하는 데 있어 가장 골치 아픈 암으로 꼽힌다. 그 이유는 음식의 소화, 소독, 저장을 담당하는 위에 암이 발생하면 영양분 섭취와 소화가 제대로 이루어지지 않기 때문이다.

그런데 위암은 한국인에게는 가장 흔히 발생하는 암이지만 고기를 많이 먹는 서양인에게는 드물게 발생하는 암이다. 또한, 우리나라와 식습관이 비슷한 일본인도 위암에 잘 걸린다. 왜 그럴까? 건강식이자 웰빙식으로 알려지고 있는 곡채식을 너무나 잘하고 있는 우리나라와 일본만 왜 유독 위암에 잘 걸리는 것일까?

암 전문가들은 하나같이 위암은 식습관과 관련이 깊다고 말한다. 식습관에 따라 위암의 발생률이 달라지기 때문이다. 예를 들어, 미국이나 유럽으로 이민을 떠난 한국인이나 일본인들의 위암 발생률은 본국의 위암 발생률보다 낮은 것으로 나타난다. 실제로 위암 발생률은 짜고 맵고 자극적인 음식을 즐겨 먹는 사람들에게 높게 나타난다. 또 곡류와 같은 탄수화물을 주로 먹는 나라에서 위암의

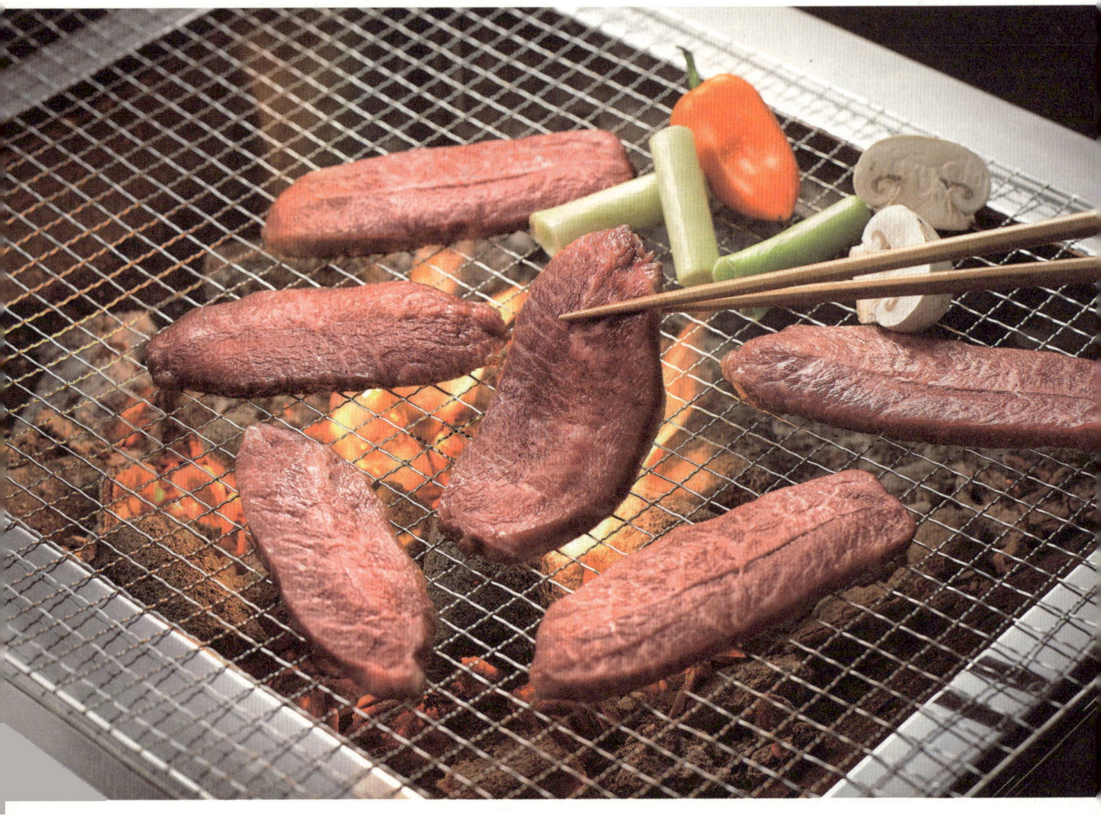

발생률이 높다는 조사 결과도 있다. 아마도 곡채식의 식물성 식재료들은 원래 그것들이 가지고 있는 쓴맛 때문에 이를 상쇄하기 위해 짜고 맵고 자극적으로 조리하기 때문으로 추정된다.

반면 고기 섭취량이 높은 나라일수록 위암의 발병률은 낮아진다. 전문가들은 이 같은 이유를 고기에 있는 양질의 단백질을 많이 섭취하기 때문이라고 말한다. 따라서 곡채식으로 위암의 발병률이 높은 우리나라는 양질의 단백질을 많이 함유하고 있는 고기의 섭취를 늘리면 위암의 발생률을 감소시킬 수 있다. 아무래도 맛있고 양질의 단백질이 많은 고기가 들어간 식단을 꾸리면 굳이 짜고 맵고 자극적으로 먹지 않게 되기 때문이다.

그런데도 채식주의자 중에는 "암 환자는 고기를 먹으면 안 된다."라고 하는 사람도 많다. 고기를 먹으면 암세포가 고기의 영양분을 통해 더 활력을 얻어 암이 악화되거나 전이되기 때문이라고 한다. 하지만 이것은 사실이 아니다. 실제로 암병동에서 근무하는 많은 의사들이 암 환자들에게 고기 섭취를 권하고 있다. 만약 암 환자가 고기와 같이 우수한 영양성분이 많은 식품을 먹지 않아 충분한 동물성단백질의 섭취가 이루어지지 않으면 더 심각한 문제들이 발생하기 때문이다.

암 환자에게 양질의 단백질 공급이 부족해지면 장 점막 세포가 변화되어 장 질환이 발생하기 쉬워진다. 게다가 면역세포가 덜 생성되어 면역력도 떨어진다. 그러나 가장 심각한 문제는 부족한 에너지원을 보충하기 위해 몸 안에 저장된 지방을 소모하는 것이다. 체내에 저장된 지방이 고갈되면 암 환자의 체력이 바닥으로 떨어진다. 여기에 비타민이나 미네랄까지 고갈되면 심각한 암독癌毒, cachexia 상태에 빠질 수 있다. 암독은 총체적인 영양불량 상태를 말하는 것으로 위암, 췌장암, 대장암, 폐암, 두경부암, 난소암 환자들에게 흔하게 나타난다. 따라서 암 환자는 양질의 단백질이 풍부한 고기를 충분히 섭취하는 것이 좋다.

그러나 누구든지 암이라는 진단을 받으면 평소 자신의 식생활에 뭔가 잘못이 있었다고 생각한다. 그리고 채식이 건강식이자 웰빙식이라고 주장하는 사람들의 말에 따라 고기를 먹은 것이 주범이라고 믿게 된다. 실제로 이런 이유로 많은 암 환자들이 고기 먹는 것을 끊고 채식주의자가 되기도 한다.

그러나 채식만으로는 양질의 단백질을 충분히 공급할 수 없기 때문에 성공적인 암 치료를 위해서 반드시 고기를 먹어야 한다. 고기는 면역력을 높이는 데 필요한 필수아미노산을 많이 함유하고 있을 뿐만 아니라 암세포를 대체할 정상 세포를 만드는 최상의 재료를 제공하기 때문이다. 특히, 소고기는 철분이 풍부해 암 환자가 흔히 겪는 빈혈을 예방하는 데도 아주 효과적이다.

고기로 만든 음식은 영양가도 높지만 무엇보다 맛이 있기 때문에 입맛이 없는 암환자들도 그리 어렵지 않게 먹을 수 있다는 장점이 있다. 하지만 곡채식은 아무리 요리를 해도 원재료의 맛 때문에 암 환자의 입맛을 더욱 잃게 만든다. 실제 암병동에는 "암은 환자를 굶겨서 죽인다."라는 말이 있다. 대부분의 암 환자가 치료 도중 식욕부진이나 식욕을 상실하는 경험을 하고 영양실조에 걸리기 때문이다. 음식을 제대로 먹지 못하면 체력이 떨어지고 극도의 공포심을 느끼게 된다.

암으로 사망한 환자의 20% 이상이 영양실조로 숨졌다는 미국 뉴욕대의 종양내과팀의 연구결과 보고는 가히 충격적이다. 이 보고서를 보면 암 환자의 영양실조 발생률은 63%에 달했고, 특히 소화기관 계통의 암인 췌장암, 위암 환자의 경우 83%가 영양실조로 고통을 겪는 것으로 나타난다. 이처럼 암 환자에게 영양불량이 자주 나타나는 것은 암세포가 다양한 식욕억제물질을 배출하여 식욕부진, 미각과 후각의 변화, 조기 포만감을 초래하기 때문이다.

암 환자가 평소 체중보다 5% 이상 감소하면 면역력이 떨어지고, 항암제와 방사선치료 부작용의 위험도 배로 높아진다. 따라서 암 환자는 평소보다 더욱 좋은 영양을 공급받아 정상 체중을 유지하는 것이 정말 중요하다. 정상적인 체중이 유지되는 한 평소의 체력도 유지되고, 그러면 암과의 싸움도 승리로 이끌 수 있기 때문이다. 고기와 같은 고농축 영양식품의 섭취로 암을 이겨낼 수 있다는 말이다.

그렇다고 암 환자들이 삼겹살이나 꽃등심을 많이 먹어야 한다는 말은 아니다. 암 환자들은 지방이 많은 고기는 가급적 피하고 살코기로 만든 음식이나 반찬을 매일 적당량 섭취하는 것이 좋다. 암 전문가들이 암 환자에게 권장하는 1일 고기 섭취권장량은 소고기를 기준으로 200~300g 정도다. 물론 지방 함량이 많은 부위보다는 지방 함량이 거의 없고 단백질로만 이루어진 살코기가 좋다. 만약 죽을 먹어야 할 형편이라면 쌀로만 죽을 끓이기보다는 쌀죽에 고기를 다져 넣으면 영양가도 좋아질 뿐만 아니라 맛도 좋아져 많이 먹을 수 있다.

미국식 영양학의 포로가 된 국내 채식주의자들은 우리나라 부동의 사망원인 1위가 암이라는 사실에 주목해야 한다. 육류섭취량이 지나치게 많은 미국처럼 사망원인 1위가 높은 혈중 콜레스테롤 수준이 문제가 되는 심혈관계 질환이 아니라는 말이다. 따라서 우리는 한국인의 사망원인과 관련해서 심혈관계 질환보다 암에 집중할 필요가 있다. 그리고 암의 치료와 관련해서 고기를 먹지 않는 채식이 좋은지 아니면 고기 먹는 채식이 좋은지 현명한 판단을 해야 할 것이다.

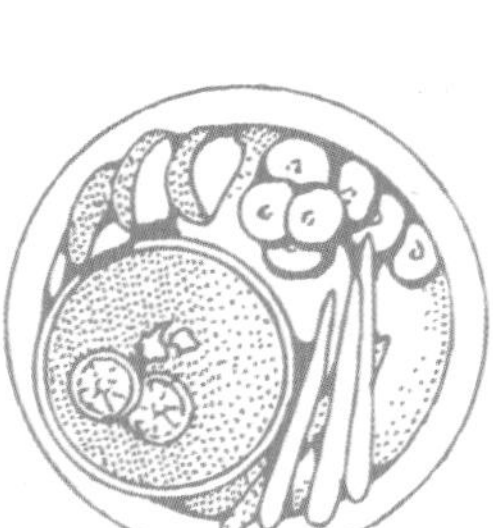

IV

밥도먹고 고기도 먹어야한다

건강을 위해 매일 비타민이나 미네랄 제제를 복용하는 사람들이 많다. 특히 영양이 부족하고 균형이 깨진 채식을 하는 사람들 중 건강을 생각한다고 그런 사람이 많다. 하지만 비타민이나 미네랄은 자연식품으로 섭취하는 것이지 화학적으로 조제된 제제로 복용하는 것이 아니다.

비타민이나 미네랄을 자연식품으로 섭취하는 데 실패하여 건강을 잃으면, 그때는 치료의 목적으로 화학적으로 조제된 비타민이나 미네랄을 제제를 복용하는 것이 도움이 된다. 그러나 건강한 사람이 질병을 예방한다고 알약 형태의 비타민이나 미네랄을 복용하는 것은 음식으로 그것들을 섭취하겠다는 것을 포기하는 것과 같다. 그리고 문제는 매일 먹는 음식으로도 충분한 비타민이나 미네랄이 섭취되기 때문에 자칫 과잉 섭취가 될 수 있다는 것이다.

비타민이 과다하게 섭취되면 비타민 C와 같이 수용성인 것은 오줌을 통해 배설되기 때문에 큰 문제가 없지만, 비타민 A나 D와 같이 지용성인 것은 체내에 축적이 되어 과잉장애가 일어날 수 있다. 이는 미네랄도 마찬가지다. 따라서 멀쩡한 사람이 비타민이나 미네랄 제제를 매일 복용하는 것은 바람직하지 못하며, 고기, 생선, 과일, 야채 등 다양한 자연식품을 통해 섭취하는 것이 현명한 방법이다.

고기 먹는 채식이 건강에 좋은 이유는 고기에는 야채나 과일 등에 부족한 비타민과 미네랄이 충분히 들어 있기 때문이다. 우리 몸은 비타민이나 미네랄을 스스로 만들지 못하기 때문에 각종 식품을 통해 충분히 공급받아야 한다. 그런데 다양한 식품들은 각각 다른 종류의 비타민이나 미네랄을 가지고 있고 그 함량도 각각 다르다. 따라서 이런 식품들을 골고루 섞어 먹는 것이 무엇보다 중요하다.

우리 몸은 식사를 통해 섭취한 영양소들을 이용하여 자신의 몸에 필요한 물질로 만들어 생명활동에 사용하고 불필요한 물질들은 체외로 배출하는데, 우리의 몸속에서 벌어지는 이러한 일련의 화학반응을 대사代謝라고 한다. 즉, 음식물의 소화, 흡수, 에너지 생산, 손상된 조직의 회복이나 재생, 노폐물의 배설 등이 대사의 일환으로 이루어진다.

우리 몸속에서 일어나는 대사는 어떤 물질로부터 새로운 물질을 합성하는 것과 어떤 물질을 별도의 물질로 분해하는 것으로 나눌 수 있다. 그런데 이 두 가지 대사 모두 효소라는 단백질이 필요하다. 즉, 효소는 생체 내의 화학반응을 원활하게 촉진하는 촉매의 역할을 하는데, 이러한 효소가 활성화되어 제대로 역할을 수행하기 위해서는 비타민과 미네랄과 같은 미량성분들의 도움을 받아야 한다.

따라서 만약 비타민이나 미네랄이 부족하면 효소가 활성화되지 않아 건강에 문제가 발생할 수 있다. 즉, 생체 내에서 벌어지는 모든 생화학적 반응이 제대로 이루어지지 않기 때문에 몸의 상태가 붕괴된다. 쉬운 말로 비타민이나 미네랄이 결핍되면 건강을 잃고 각종 질병에 걸리게 된다는 말이다.

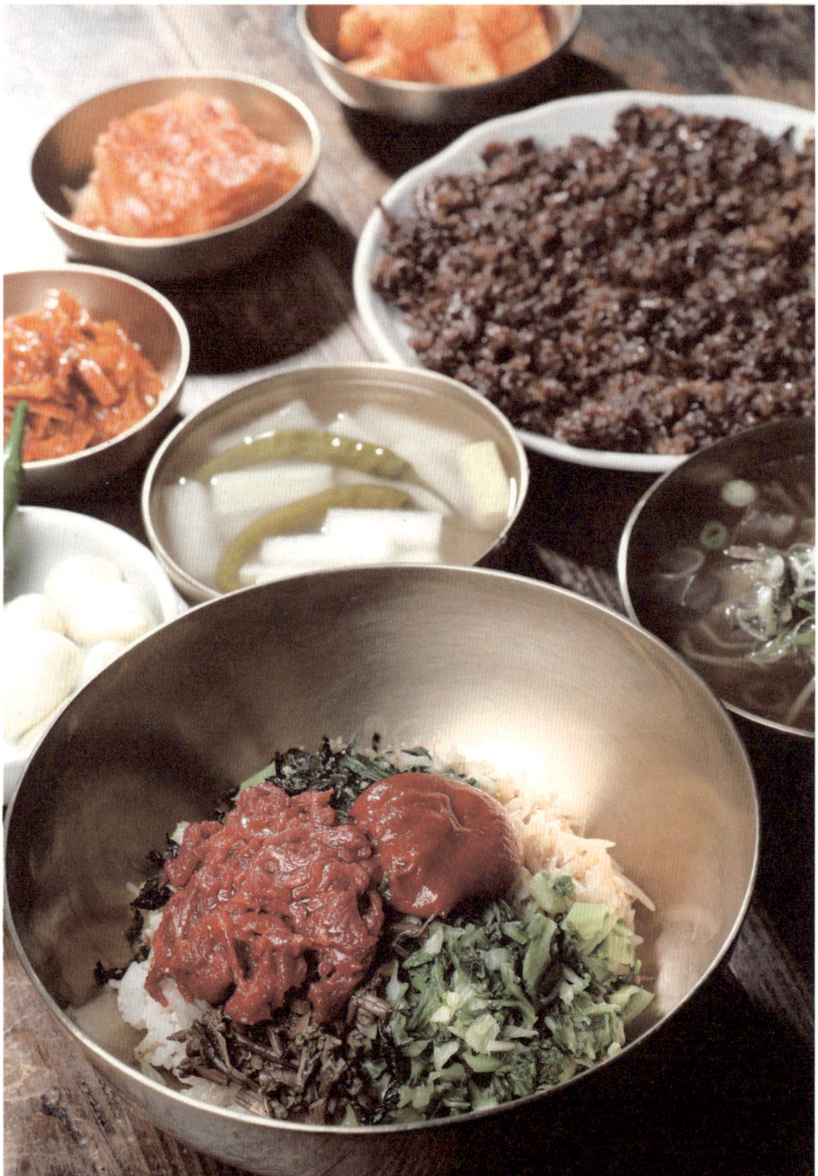

이제 우리나라도 선진국의 대열에 들어서면서 비타민이나 미네랄의 결핍증을 거의 벗어난 것처럼 보이지만, 몇몇 미량원소들의 잠재적 결핍증이 우려되는 상황이다. 즉, 우리의 식생활이 패스트푸드나 가공식품에 편중되거나 고기를 먹지 않는 채식을 하게 되면 미량영양소의 균형이 깨지기 쉽다는 말이다.

현대인들에게 종종 나타나는 부정수소不定愁訴증후군이란 것이 있다. 특별히 어떤 질환에 걸린 것도 아닌데 어딘지 모르게 몸이 나른하고 피곤하며 부정기적으로 몸이 괴로운 현상을 부정수소증후군이라고 한다. 그런데 많은 전문가들은 부정수소증후군의 원인이 특정 비타민이나 미네랄의 결핍이라고 지적하면서, 부정수소증후군에 걸리지 않기 위해서는 평소에 어떤 음식이든 특별히 좋아하지도 싫어하지도 말고 골고루 섭취하여 미량영양소가 부족하지 않도록 해야 한다고 권장한다. 이 같은 사실은 채식주의자들이나 곡채식의 식사를 하는 사람들이 특별히 관심을 가져야 한다.

요즘 우리나라의 많은 사람들은 밥에 된장국이나 김치, 나물 등으로 먹는 채식 위주의 식사를 마치 건강식인 것처럼 인식하고 있지만, 사실 밥이나 빵과 같이 탄수화물로 편중된 식단은 비타민 B1의 부족을 불러오기 쉽다. 또한 인스턴트식품, 과자, 사탕, 술 등과 같이 당분이 많이 함유되어 있는 식품을 많이 섭취하게 되면, 당분의 대사에 필수적인 비타민 B1의 소모가 커져 부족하게 된다.

만약 우리 몸에 비타민 B1이 부족하게 되면 에너지 대사가 조화를 이루지 못하여 피루빈산이나 젖산 등의 피로물질이 축적되기 때문에 현기증, 식욕부진, 피로, 전신의 권태감 등을 불러온다. 그리고 심한 경우에는 각기병이나 다발성신경염에 걸리게 된다. 노인들의 경우에는 노년성 치매증후군의 하나인 베르니케-코르샤코프 증후군Wernike-Korsakoff syndrome에 걸릴 수도 있다.

하지만 비타민 B1은 돼지고기에 풍족히 들어 있기 때문에 하루에 120g정도를 먹으면 1일 필요량을 충족시킬 수 있다. 많은 사람들이 "고기에도 비타민이 들어 있어?"라고 말할지 모르지만 고기에는 식물성 식품에 부족하기 쉬운 비타민 B1뿐만 아니라 지용성 비타민 A와 D가 풍부히 들어 있다. 따라서 야채나 과일에는 비타민 C와 프로비타민 A의 카로틴, 엽산 등이 많이 들어 있고 고기에는 그 외의 것들이 풍부히 들어 있기 때문에 샐러드를 먹어도 고기가 첨가되어 있는 샐러드를 먹어야 특정 비타민의 부족을 막을 수 있다.

밥이 보약이니 밥만 잘 먹어도 건강할 수 있다는 말은 비타민만 고려하면 틀린 말이 된다. 실제 밥을 주식으로 하는 우리나라 사람들은 혈액 중에 비타민 B1의 수치가 정상 이하인 사람이 많고 잠재적 결핍증도 확산되고 있는 추세이다. 분명 김이 모락모락 나고 윤기가 반지르르 흐르는 하얀 쌀밥을 보면 고기반찬 없이 김치 하나만 가지고도 훌륭한 한 끼 식사가 된다. 하지만 이렇게 탄수화물로 편중된 식사에는 체내대사에 필수적인 비타민 B1이 부족하다.

비타민 B1 결핍증으로 가장 유명한 질병이 각기병인데, 정백미보다 현미나 미정백미 또는 보리를 혼식하면 비타민 B1의 부족을 해결할 수 있으며, 결정적으로 돼지고기를 섭취하면 모든 문제가 쉽게 해결된다. 우리나라 전통 음식 중에 순대가 있는데, 특히 소와 돼지의 간은 비타민과 미네랄의 보고라고 할 만큼 좋은 식품이다. 간에는 당분의 대사에 필요한 비타민 B1과 지방의 대사에 필요한 비타민 B2뿐만 아니라 단백질의 대사에도 부족함이 없는 비타민 B6, 비타민 B12 및 지용성 비타민 A와 비타민 D도 충분히 들어 있다.

그러므로 우리나라 사람들은 건강을 위해서 밥만 먹어서는 안 된다. 고기도 먹어야 한다. 채식이라는 편식은 미량성분의 부족을 유발할 수 있는 나쁜 식습관이다. 올바른 식습관을 형성하기 위한 3가지의 기본원칙은 균형 있는 식단, 적당량의 식사, 특정 성분의 절제 있는 섭취다. '균형, 적당, 절제' 이 3가지가 올바른 식습관을 위한 키워드이다. 여기서 균형 있는 식단이란 식단에 모든 영양소들이 균형 있게 들어 있는 식단 즉, 고기 먹는 채식을 말하는 것이다.

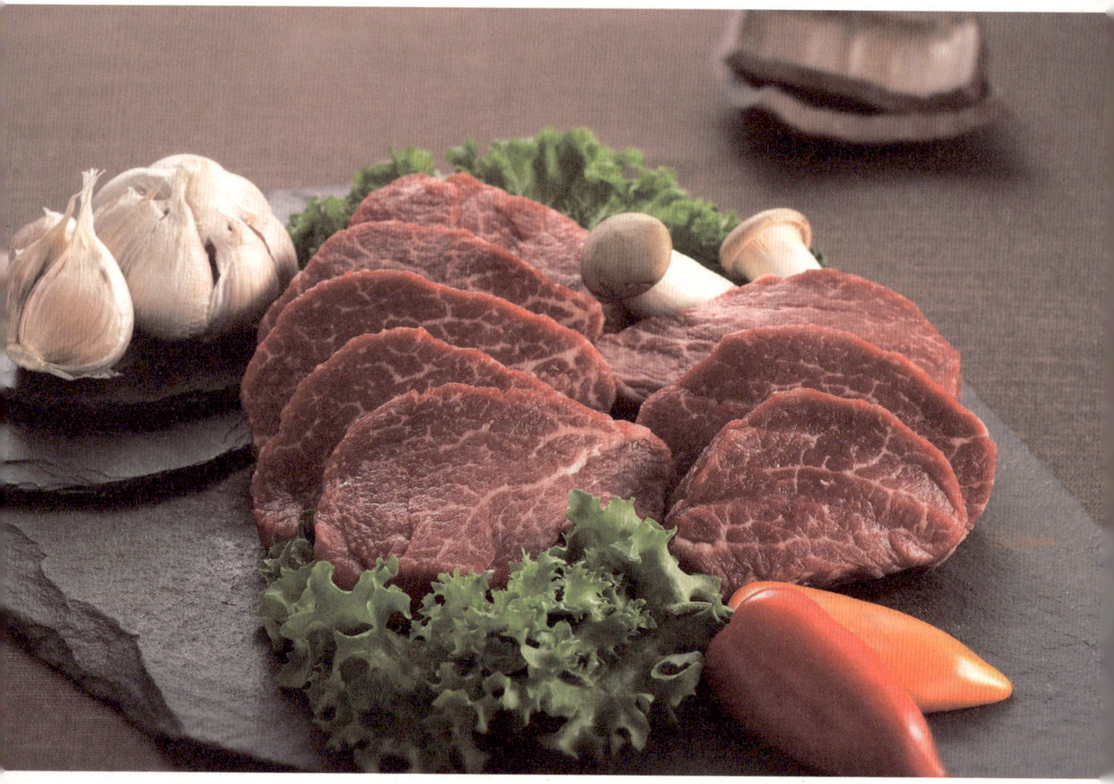

채식의 영양을 완성시키는 고기

소위 '육해공군'이라고 불리는 산해진미가 고루 들어 있는 우리나라의 식단은 세계적으로 가장 우수한 식단 중 하나다. 그러나 최근 우리의 식단이 패스트푸드와 가공식품이 넘쳐나는 간편식으로 변하면서 미네랄의 균형이 점차 붕괴되고 있는 것 같아 안타깝다. 우리 몸은 어떤 미네랄 성분이라도 부족하거나 과다하면 반드시 건강에 문제가 나타난다.

우리나라 식단에서 미네랄의 균형이 깨진 직접적인 원인은 모든 식품의 정제도가 크게 발달했기 때문이다. 과거에는 현미 또는 절반 정도 정제된 쌀로 밥을 해 먹었으나 요즈음에는 정백미가 주류를 이루고 있다. 또한 설탕이나 밀가루도 잘 정제된 하얀 것밖에 없는데, 이렇게 정제도가 좋을수록 전반적으로 미네랄의 함량은 감소할 수밖에 없다.

인스턴트식품과 같은 가공식품들의 정제도는 더욱 높다. 게다가 이런 식품들은 장기간 유통을 위한 보존제로 인의 일종인 폴리인산poly-phosphoric acid을 함유하고 있다. 일반적으로 간편가공식품은 맛을 진하게 하기 위해 식염을 첨가하거나 기름에 튀긴 것들이 많은데, 기름은 미네랄을 전혀 함유하고 있지 않으며 식염은 나트륨의 과잉 섭취를 유발한다. 따라서 현대인들, 특히 어린이들이 즐겨 먹는 스낵이나 패스트푸드와 같은 식품들은 미네랄의 균형을 잃게 만들 위험성이 매우 높다.

성인여성들의 미네랄 균형이 붕괴되는 주요 이유는 체중을 줄이기 위한 다이어트다. 체중감량을 위해 지나치게 음식의 섭취량을 줄이거나 또는 특정 음식 위주로 편식을 하게 되면 철이나 아연의 잠재적 결핍증이 발생할 수 있다. 그러나 다행스럽게도 고기는 다양한 미네랄을 풍부히 함유하고 있기 때문에, 하루에 일정량씩 섭취하는 것만으로도 미네랄의 결핍을 손쉽게 피할 수 있다.

고기가 빈혈에 좋은 식품이라는 것은 너무나 잘 알려진 상식이다. 고기에는 철Fe이나 아연Zn뿐만 아니라 구리Cu, 망간Mn 등과 같은 미량원소가 많이 함유되어 있다. 고기가 빈혈인 사람에게 좋은 이유는 고기에 함유되어 있는 철이 헴철heme iron이기 때문이다. 헴철은 흡수율이 20% 내외로 시금치 등에 들어 있는 비헴철의 흡수율이 약 5% 전후인 것을 생각하면 매우 높은 흡수율이라고 할 수 있다.

따라서 빈혈이 있는 사람이나 매달 생리로 인해 상당량의 혈액을 잃는 여성들은 효과적인 철분의 보충을 위해 주기적으로 고기를 섭취하는 것이 바람직하다. 고기를 통해 흡수된 철분은 적혈구인 헤모글로빈의 중심에 위치하고 산소와 결합하여 그 운반을 담당한다. 만약 헤모글로빈의 함량이 감소되면 체내에 산소가 충분히 공급되지 않는 철분결핍성 빈혈에 걸리게 된다. 그 결과 피부가 청백색으로 변하고 쉽게 피곤해지며 가슴이 울렁거리고 숨이 차며 식욕부진에 빠지게 된다.

특히 간에는 100g당 약 24mg의 철분이 들어 있다. 이것은 흡수율이 5% 정도밖에 되지 않는 야채에 들어 있는 함량보다 최소 3배 이상 많은 것으로, 흡수율이 20%인 것을 감안하면 약 5mg 정도가 흡수된다는 계산이다. 따라서 성인남자의 하루 철분소요량이 5~9mg이기 때문에 약 100g 정도만 먹어도 충분히 보충할 수 있다. 게다가 고기가 철분의 흡수에 좋은 또 다른 이유는 양질의 고기단백질이 야채 등에 있는 비헴철의 흡수를 돕기 때문이다. 즉, 무잎이나 시금치 등 나름 철분이 많이 들어 있는 야채를 고기와 함께 섭취하면 매우 조화로운 철분의 흡수가 일어난다. 고기 먹는 채식이 좋은 또 다른 이유다.

여기에 덧붙여, 고기에는 헤모글로빈에 철분을 건네주는 역할을 하는 구리도 많이 들어 있다. 구리가 부족하면 간장 등에 저장된 철분이 유리되지 않기 때문에 철분 부족에 따른 빈혈이 된다. 빈혈의 치료나 예방에는 구리도 필요한데 고기는 철과 구리를 모두 갖추고 있기 때문에 확실히 빈혈예방에 효과적인 식품이라 할 수 있다.

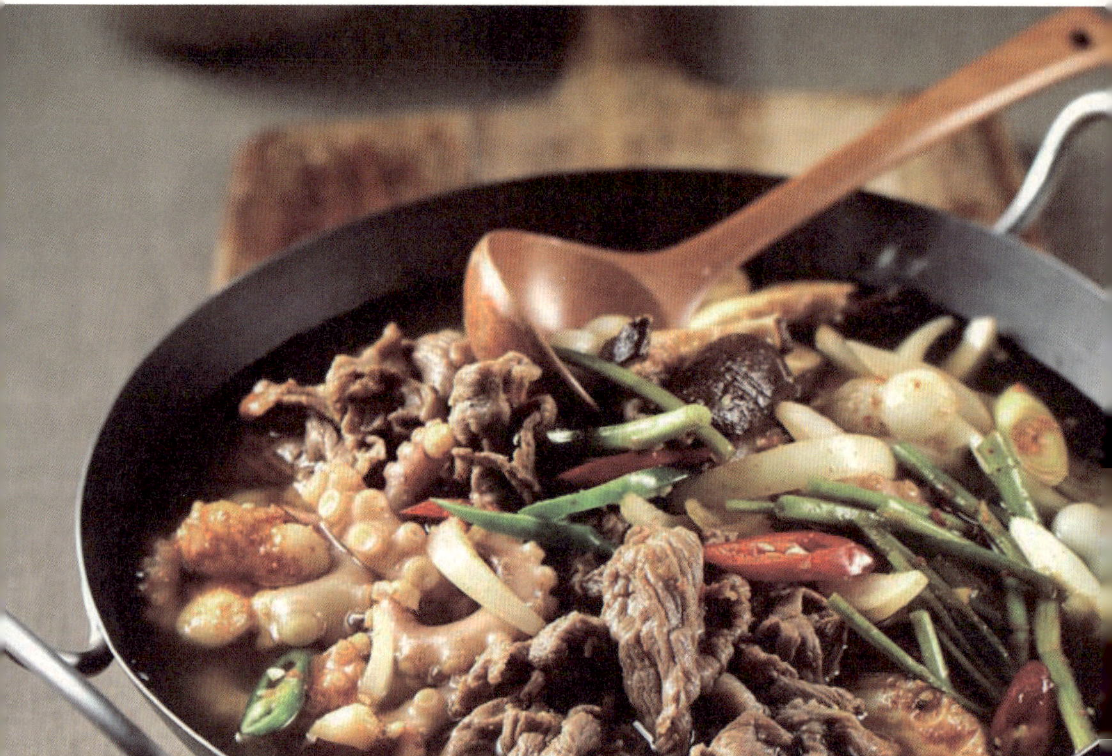

또한 고기는 아연의 공급원으로서도 중요한 식품이다. 아연은 체내에서 산소의 역할을 돕는 보조효소의 역할을 하는데, 성장이나 생식기능에 관계하여 핵산이나 단백질의 합성에 필수적인 미네랄이다. 근래에는 아연의 부족에 의한 미각味覺장애가 문제가 되는 등 잠재적인 결핍이 우려되지만, 이 또한 하루에 고기 한 점이면 충분히 해결할 수 있다.

미네랄은 세포의 기능이나 효소의 역할을 돕는 물질로 어떤 특정 식품 하나로부터 충분히 보급받기 힘들다. 따라서 다양한 식품으로부터 다양한 미네랄을 섭취하는 것이 바람직하다. 미네랄도 우리 체내의 필요량은 미량이지만 부족하면 결핍증에 걸리는데, 비타민과 달리 섭취가 과다하면 과잉증에 의한 문제가 발생되기 때문에 적절한 섭취가 이루어져야 한다. 예를 들어, 항산화 작용이 있는 셀레늄은 90~150μ/g이 권장되는 섭취범위인데, 만약 그 3배량 이상을 섭취하면 독성이 나타나 위험하다.

미네랄 중에는 나트륨처럼 섭취가 지나칠까 걱정이 되는 것도 있으며 반대로 칼슘처럼 섭취가 부족할까 염려되는 것도 있다. 특히 우리나라 전통적인 식단은 그 구성상 칼슘이 부족하고 나트륨이 많아 걱정이지만, 다행히도 고기는 나트륨이 적은 반면 칼슘이 많이 들어 있다. 여기에 덧붙여, 고기 속에 함유되어 있는 양질의 단백질은 체내에 남아 있는 염분을 재빨리 배출하는 역할을 하기 때문에 식염의 과잉 섭취로 인한 문제를 최소화할 수 있다. 즉, 고기를 적극적으로 섭취하면 나트륨의 과잉으로 인한 고혈압이나 동맥경화를 예방할 수 있다.

한편, 미네랄은 각각 미네랄 사이의 상호균형이 매우 중요하다고 알려져 있다. 예를 들어, 칼슘과 마그네슘의 균형이 나쁘면 허혈성심장질환에 걸릴 위험성이 높아지는데, 식사를 통해 칼슘을 적게 섭취하고 마그네슘을 많이 섭취하면 허혈성심장질환의 사망률이 낮아진다. 마그네슘은 허혈성심장질환을 예방하는 효과를 가지고 있는 것으로 추정되는데, 일반적으로 세포 내의 미네랄 균형을 칼슘과 마그네슘의 비율로 따질 때, Mg/Ca의 수치가 낮아질수록 허혈성심장질환에 걸리기 쉬운 것으로 추정되고 있다. 그런데 육류의 Mg/Ca 수치는 소고기 4.0, 돼지고기 2.5, 닭고기 3.2, 햄 3.8, 소시지 1.2인 반면 쌀밥은 1.0, 콩은 0.6, 양배추는 0.3에 불과하다. 따라서 고기는 칼슘과 마그네슘의 균형을 고려할 때도 식물성 식품에 비해 매우 유효한 식품이라고 할 수 있다.

채식주의자들은 채식을 하면서 매일 과일도 챙겨 먹으면 비타민과 미네랄의 결핍을 전혀 걱정하지 않아도 된다고 말한다. 하지만 과일이나 야채에 우리 몸이 필요로 하는 모든 미량 영양소가 빠짐없이 모두 들어 있다고 믿는 것은 대단한 착각이다. 과일이나 야채에도 부족한 비타민이나 미네랄이 많이 있으며, 그 부족한 미량 영양소들이 고기에는 풍족히 들어 있다. 게다가 고기에 들어 있는 미량성분들의 소화흡수율은 식물성에 비해 높다. 그러므로 채식으로 부족할 수 있는 영양을 고기를 먹음으로써 완성시켜야 건강한 장수를 할 수 있다. 건강한 장수를 위한다면 '고기 먹는 채식'을 하라는 말이다.

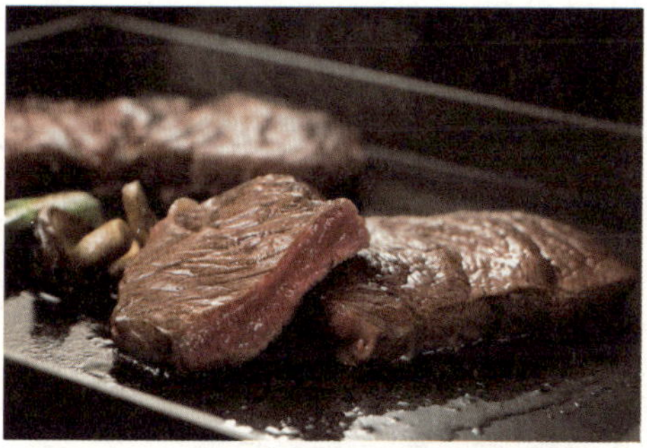

부 록

고기박사 필로 교수가 설명하는

고기 다루는 법과 굽는 법

고기박사 필로 교수가 추천하는

고기 요리 레시피

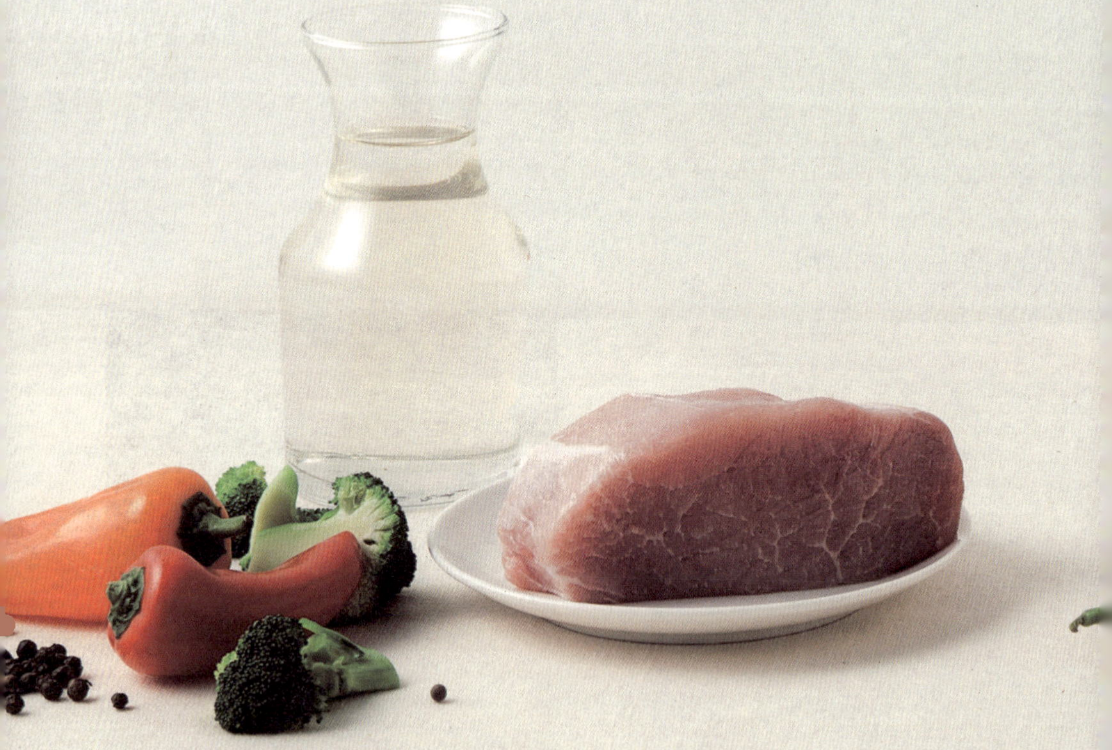

TEN POUNDS OF BEEF OR PORK PROVIDES MORE COMPLETE NUTRITION WHEN CONSUMED THAN TEN POUNDS OF RICE OR BROCCOLI.

소고기나 돼지고기 10파운드가
쌀이나 브로콜리 10파운드보다
더 완전한 영양을 제공한다.

- Barry Carpenter

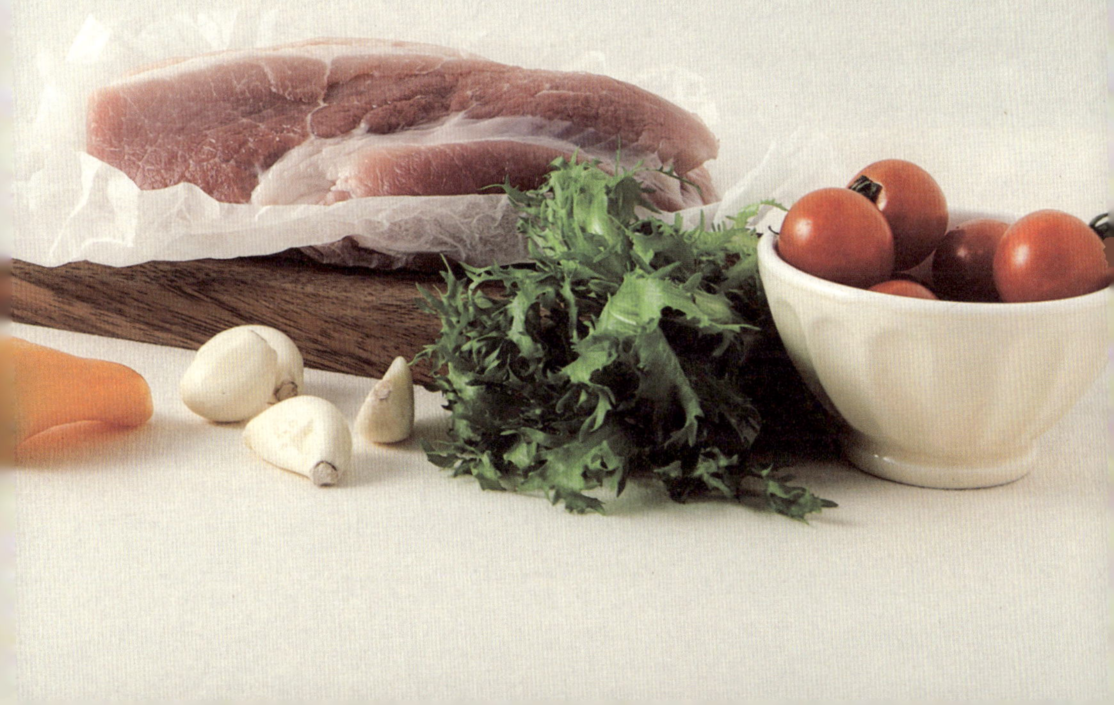

고기박사 필로 교수가 설명하는

고기 다루는 법과 굽는 법

소고기

돼지고기

닭고기

고기 맛있게 굽는 법

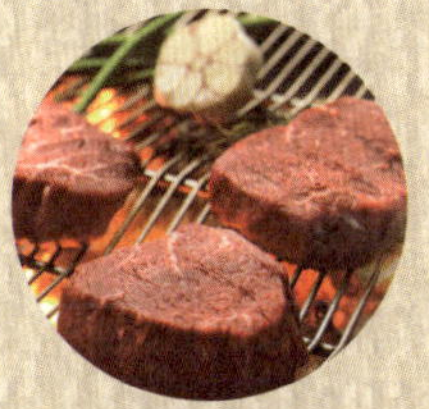

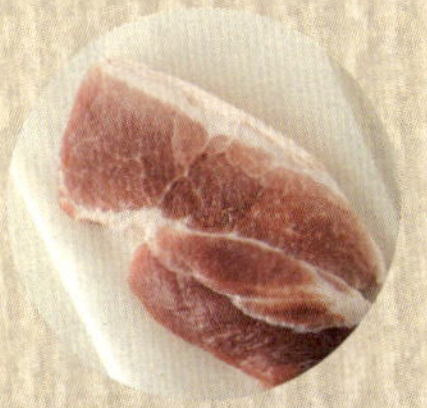

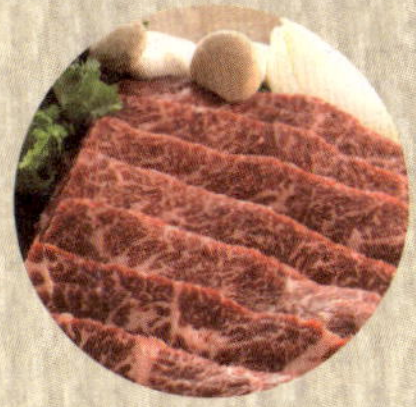

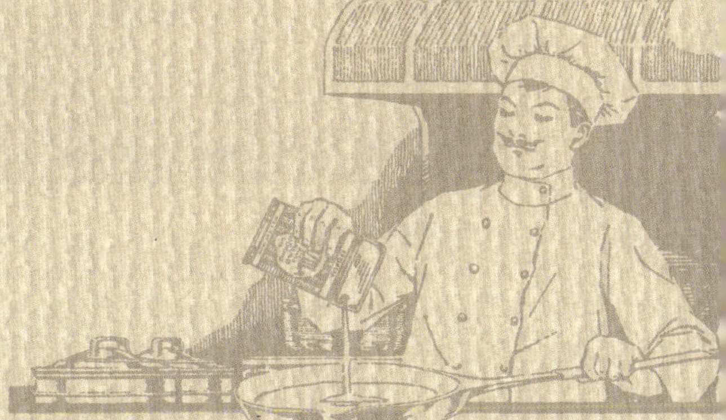

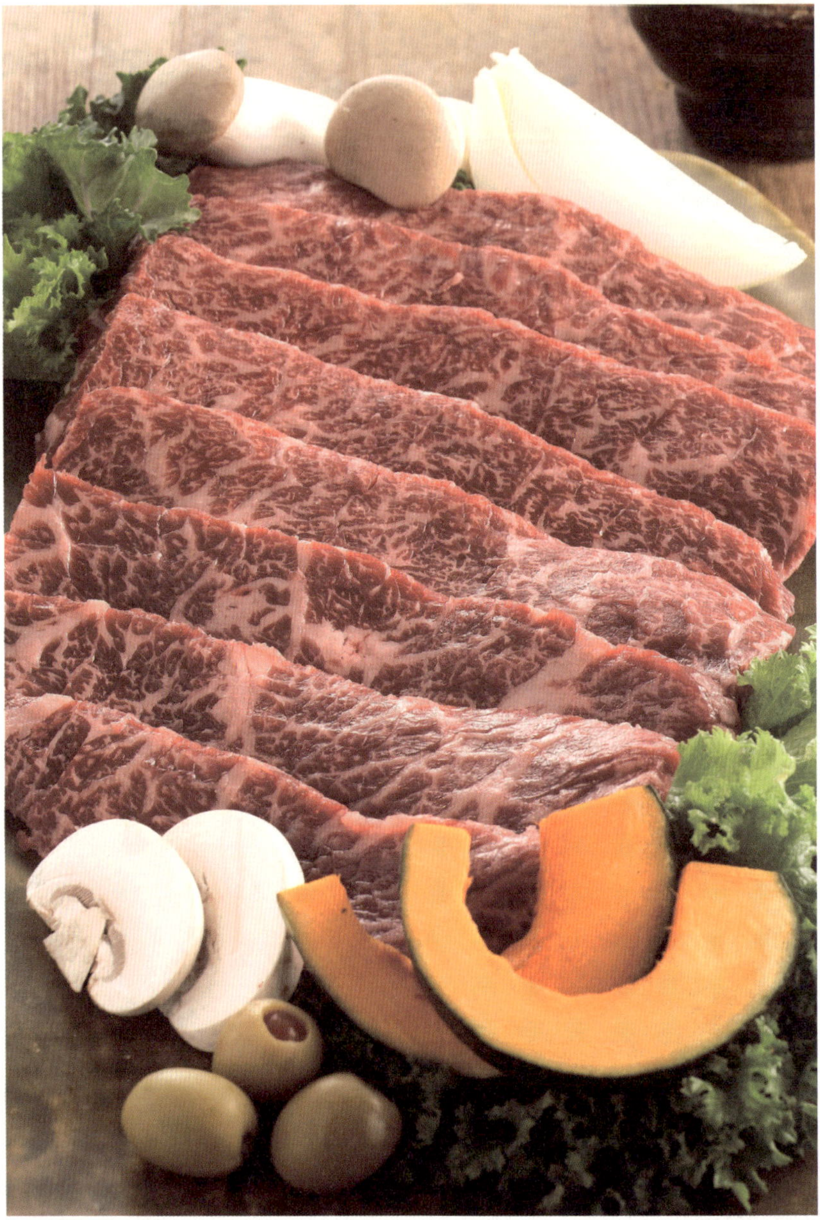

소고기

손질법

소고기는 연하고 육즙이 많아야 맛이 있다. 따라서 잘 숙성된 냉장육이 좋고, 냉동육이라면 해동할 때 육즙의 손실을 최소로 해야 한다. 냉동육의 해동은 요리 하루 전날 냉장실로 옮겨 밀봉된 상태에서 천천히 하고, 시간이 없다면 흐르는 차가운 물로 녹이는 것이 좋다. 덩어리 고기는 5시간 이상, 자른 고기는 2~3시간, 다진 고기는 1시간 정도면 적당하다. 고기에 핏물이 남아 있으면 요리의 맛이 텁텁해지고 간혹 잡냄새가 날 수가 있다. 뼈가 붙은 갈비나 사골, 꼬리뼈, 곱창 같은 부산물 등은 한동안 찬물에 담가 핏물을 제거한 다음 요리에 이용하는 것이 좋다.

보관법

요리를 하고 남은 고기는 다음 요리 용도에 맞게 손질을 하여 한 번 먹을 만큼씩 나눠 비닐이나 랩으로 감싸 보관한다. 소고기는 10℃ 이하의 냉장실에서 2~3일, 영하 20℃ 이하에서는 6개월 넘게 보관이 가능하다. 냉장실에서 자른 고기는 3~4일, 다진 고기는

1~2일 이상 보관하지 말고 바로 요리에 이용하는 것이 좋다. 소고기는 공기와 장시간 접촉하면 밝은 선홍색이 암적색으로 변하는데, 이는 육색소가 변한 것이지 상한 것은 아니다. 만약 고기의 표면이 미끈미끈하고 시큼한 냄새가 나거나 고기의 탄력이 떨어지고 잘랐을 때 색이 선명하지 않다면 상한 것이다. 따라서 고기를 잘랐을 때 선홍색이 그대로 남아 있으면 요리에 이용해도 괜찮다.

소고기의 종류

국내산 소고기는 한우고기, 육우고기, 젖소고기로 구분된다. 한우고기는 한우에서 생산된 고기, 젖소고기는 송아지를 낳은 경험이 있는 젖소에서 생산된 고기를 말한다. 육우고기는 주로 수컷 젖소를 육용으로 비육한 것이지만 일부 교잡종, 송아지를 낳은 경험이 없는 암컷 젖소에서 생산된 고기와 검역계류장 도착일로부터 6개월 이상 국내에서 사육된 수입생우에서 생산된 고기도 포함된다.

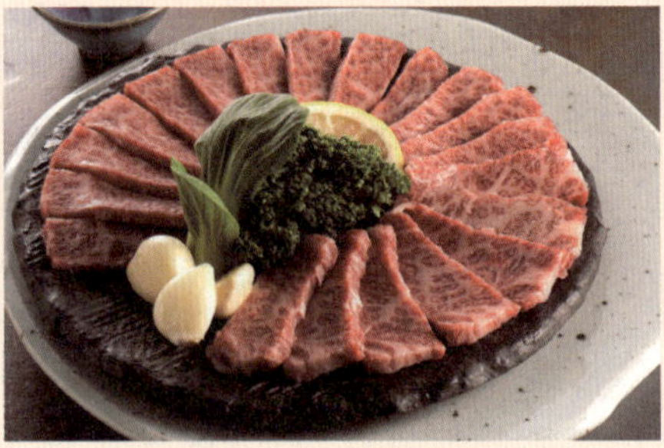

돼지고기

돼지고기 구입법

신선한 돼지고기는 연분홍색을 띠며 소고기보다 색이 짙지 않고 열다. 돼지고기는 소고기처럼 부위가 복잡하게 나누어지지 않지만, 부위에 따라 근섬유의 조성과 지방의 함량 차이가 커서 육질이 많이 다르고, 그 결과 맛과 영양가도 차이가 많이 난다. 따라서 제대로 된 음식의 맛을 내기 위해서 요리에 따라 용도에 맞는 돼지고기 부위를 구입하는 것이 중요하다.

해동법

얼렸던 돼지고기는 요리하기 전에 냉동실에서 냉장실로 옮겨 밀봉된 상태에서 천천히 해동해야 퍽퍽해지지 않고 냄새도 적게 난다. 냉동시킨 고기는 천천히 녹여야 고기 속에서 육즙이 빠져 나오는 양이 적기 때문이다. 급하게 해동하면 고기 속의 근장단백질이 포함된 육즙의 삼출이 심해 고기의 조직이 흐물흐물 거리게 되고, 영양가가 손실돼 맛도 좋지 않다. 만약 급하게 요리해야 할 때는 전자레인지의 해동기능을 이용하는 것이 좋다.

냄새 제거

돼지고기 요리를 맛있게 하려면 우선 냄새, 특히 돼지고기 특유의 냄새를 없애야 한다. 소고기에 비해 돼지고기는 지방의 함량이 많아 특유의 냄새가 난다. 돼지고기 냄새는 조리하기 전에 청주와 다진 마늘, 생강즙, 후추 등을 이용해 밑간을 하면 제거할 수 있다. 이런 향신료들은 고기를 밑간하거나 양념할 때, 데치거나 삶을 때 함께 넣어 주면 된다. 조리 후에도 돼지고기 냄새가 남아 있다면 통후추를 갈아 넣거나 배즙을 약간 뿌려 주면 좋다.

저장법

돼지고기는 소고기보다 수분 함량이 높아 숙성 시간이 오래 걸리지 않는 반면 백색근섬유의 비율이 높아 더 빠르게 상할 수 있다. 돼지고기를 썰어서 오래 두면 육즙이 빠져 나와 맛이 없어지고, 공기와 만나 산화현상이 일어나 육색이 갈색으로 변하면서 신선도가 떨어진다. 저장할 때 랩으로 단단하게 싸서 보관하면 변질될 위험이 적어 저장기간을 연장할 수 있고, 냉장고 안에 있는 다른 식품의 냄새가 배는 것을 어느 정도 막을 수 있다.

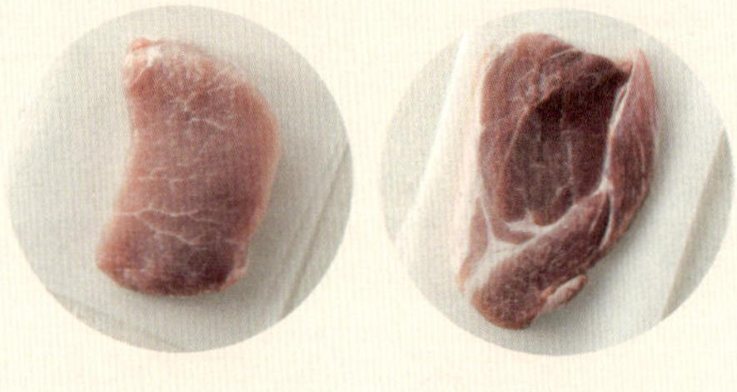

닭고기

신선한 닭고기 고르는 방법

포장되어 있는 닭을 구입할 때에는 반드시 제조일자나 유통기한을 확인하며 냉동 닭고기보다는 냉장 닭고기를 고르도록 한다. 우리나라에서 키워서 유통되는 닭고기는 바로 소비되기 때문에 대부분 냉장 유통된다. 그러나 수입 닭고기는 냉동육인데, 냉동시킨 닭고기는 냉장 닭고기에 비해 윤기와 탄력이 떨어지는 데다가 유통되는 과정에서 지방산의 산패가 일어나거나 미생물이 번식할 가능성이 있다. 또한 냉동저장 중에 비타민이 감소하고 해동시킬 때 육즙이 빠져나가면서 단백질, 아미노산도 함께 유실되어 영양가도 떨어진다.

손질법

닭은 껍질째 요리할 경우에는 살과 껍질 사이의 지방 및 껍질에 남아 있는 잔털 등을 깨끗이 제거하여 사용한다. 닭은 토막 낼 때는 뼈와 뼈 사이의 연골로 되어 있는 관절부분을 가위를 이용하여 쉽게 자를 수 있다. 모래주머니 및 내장류는 흐르는 물에 잘 씻어 불순물들을 깨끗이 씻어 낸다. 토막 낸 닭은 반드시 흐르는 찬물에

헹군다. 끓는 물은 오히려 세균의 번식을 도울 수 있으니 주의한다. 닭고기는 쇠고기나 돼지고기에 비해 쉽게 상하기 때문에 포장 용기를 뜯고 빠른 시간 내에 조리하고, 양이 많거나 조리하기까지 시간이 경과될 시에는 반드시 냉장고에 보관한다.

보관법

닭고기는 다른 육류에 비해 빨리 상하기 때문에 구입하면 바로 조리해서 먹는 것이 가장 좋다. 닭고기를 냉동할 때는 한 번에 먹을 양만큼 밀폐용기나 지퍼백에 잘 싼 후 보관한다. 지방이나 힘줄은 깔끔하게 제거하고 될 수 있으면 뼈까지 발라 먹기 좋게 손질해 보관하는 것이 좋다. 해동은 냉장실로 옮겨 천천히 하거나 밀봉한 채로 찬물에 담가 둔다. 급속으로 냉동시켜야 해동했을 때 육즙의 손실이 적기 때문에 두꺼운 다리살은 미리 칼집을 넣은 후 얼리는 것이 좋다.

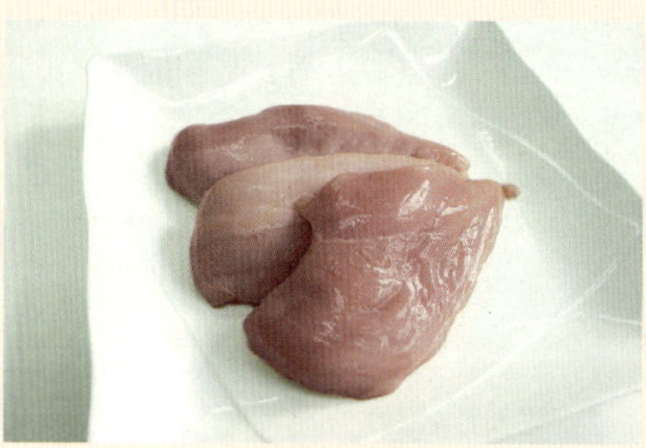

고기 맛있게 굽는 법

구운 고기의 맛은 고기를 입에 넣고 씹을 때 얼마나 질긴지 또 입안에 감도는 육즙의 양과 맛에 의해 결정된다. 그런데 고기에 열을 가하면 고기는 질겨지고 육즙은 빠져나간다. 따라서 고기를 구울 때 지나치게 질겨지지 않고 육즙도 많이 빠져나가지 않도록 굽는 것이 중요하다.

고기를 구우면 질겨지는 이유는 고기단백질이 엉겨 붙고 수분이 증발하기 때문이다. 고기단백질이 엉겨 붙으면 단백질 사이에 있던 육즙이 머무를 공간이 부족해져 고기 표면으로 빠져나온다. 결국 수분 증발과 육즙 삼출로 고기가 질겨지고 퍽퍽해진다. 또 육즙에는 고기의 맛을 담당하는 수용성 단백질들이 들어 있기 때문에 고기의 풍미도 떨어진다.

고기는 열처리를 받으면 두 번 질겨진다. 45~55도를 지나면서 고기단백질이 엉겨 붙고, 65~75도를 지나면서 콜라겐과 같은 결합조직단백질이 엉겨 붙는다. 따라서 고기를 구울 때 이 온도대를 가급적 빠른 시간에 지나치게 만드는 것이 좋다. 즉, 불판이 충분히 달궈질 때까지 기다렸다가 고기를 올리는 것이 좋다는 말이다.

불판을 충분히 달궈서 센 불에 고기를 올리면 고기가 열에 노출되는 시간을 최소화할 수 있고 빨리 구울 수 있다. 따라서 고기가 질겨지는 것을 최대한 막을 수 있을 뿐만 아니라 육즙의 손실도 줄일 수 있다. 그러므로 불판이 충분히 달궈져 열기가 있는 것을 확인하고, 고기를 올렸을 때 '치익~!' 소리가 나도록 해야 한다.

일단 고기가 '치익~!' 하고 불판 위에 올라가면 불판에 닿은 면이 노릇하게 익을 때까지 기다렸다가 뒤집는 것이 좋다. 많은 사람들이 고기를 구울 때 몇 번을 뒤집어야 좋을지 궁금해 하는데, 사실 고기 속의 육즙은 뒤집는 횟수에 의해 크게 영향을 받지 않는다. 따라서 맛있는 육즙을 고기 속에 가두어 두는 것이 목적이라면 몇 번을 뒤집느냐보다 언제 뒤집느냐가 더 중요하다.

불판에 닿은 고기의 면이 노릇하게 익어 갈색으로 변하는 것은 고기에 있는 단백질과 당류가 마이야르 반응과 캐러멜화 반응이 일어난 결과이다. 이 두 반응은 고기의 식감을 바삭하게 만들 뿐만 아니라 새로운 향미 성분들을 만들어 냄으로써 고기의 맛을 최상으로 끌어올린다. 불판에 닿은 고기의 표면이 노릇하게 익어 가면 반대쪽 표면 위로 육즙이 몽글몽글 솟아오른다. 바로 그때가 고기를 뒤집을 때이다.

보통 불로 고기를 구워 표면을 앞뒤로 지지면 육즙을 고기 안에 가두어 둘 수 있다고 알려져 있지만 이는 사실이 아니다. 즉, 굳어진 고기 표면이 육즙이 빠져나가는 막의 역할을 하기 때문에 육즙을 가두어둘 수 있다는 생각은 틀린 것이다. 고기 표면이 열에 익어 굳어졌다고 해도 육즙이 빠져나오는 양은 크게 달라지지 않는다. 물론 약한 불에서 오래 구우면 센 불에 비해 수분증발이 많아져서 고기가 퍽퍽해지고 맛이 없어진다.

그러므로 고기는 센 불에 빠르게 구워야 한다. 그리고 몇 번을 뒤집는가보다 언제 뒤집는가가 고기의 맛을 좌우한다. 고기를 맛있게 구우려면 고기의 앞뒤 면을 노릇하게 익히고 다시 짧게 앞뒤에 열을 가하는 것이 좋다. 즉, "치~익! 치~익! 칙! 칙!"

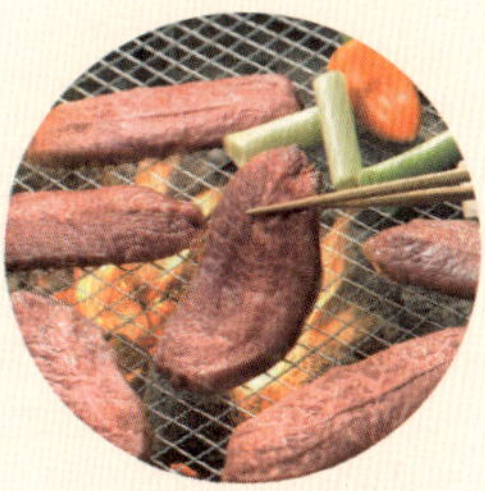

고기박사 필로 교수가 추천하는

고기 요리 레시피

25

한우 · 한돈 · 닭고기

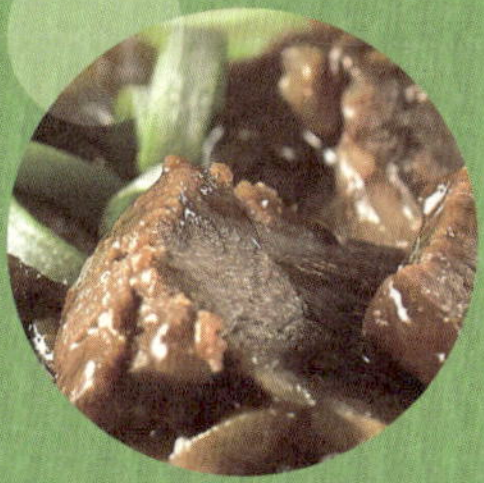

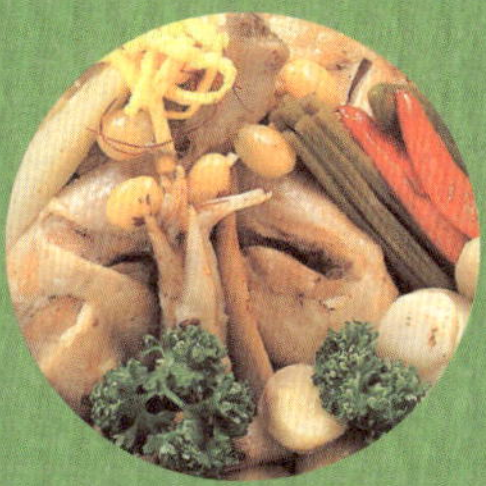

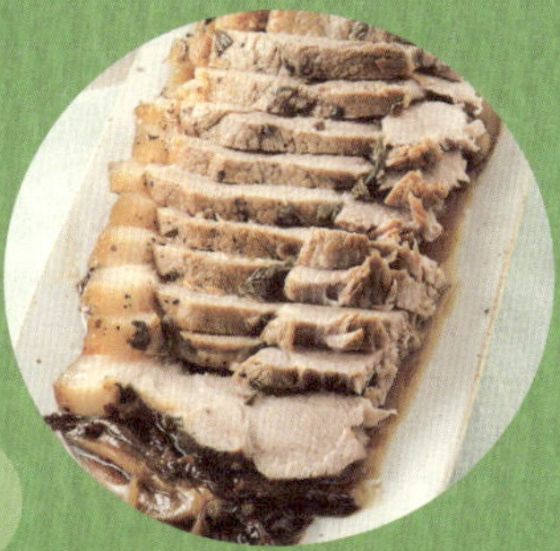

• 이 자료는 한우자조금위원회, 한돈자조금위원회, 닭고기자조금위원회에서 제공했습니다.

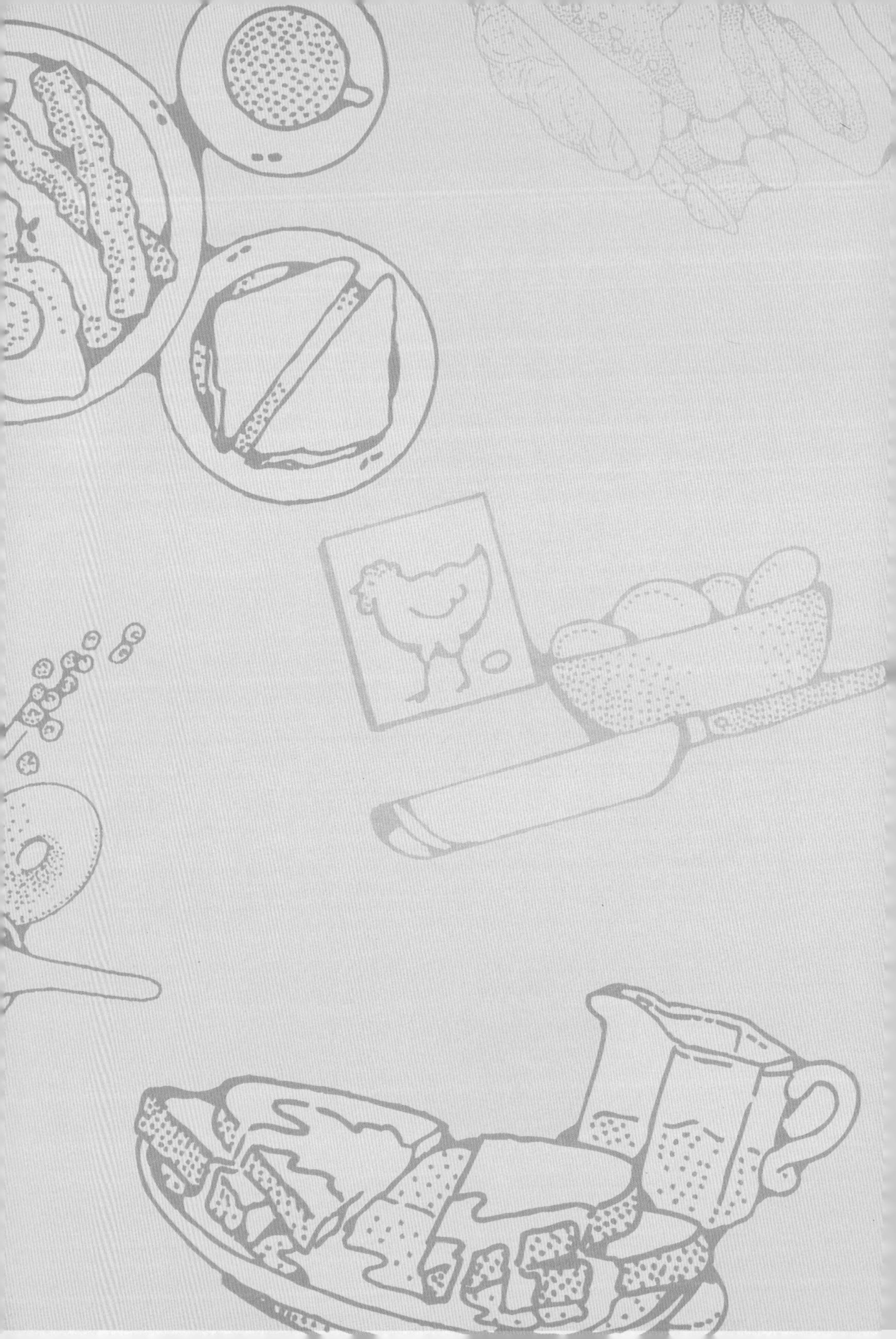

한우 요리 레시피

10

한우 동파육

한우 갈비 배추전골

한우 사골 만두전골

한우 가지치즈구이

한우 떡갈비 치즈그라탱

계절 밥상

한우 냉이된장국

한우 두릅파전

봄나물 한우 두루치기

봄나물 한우 랩

한우 딸기피자

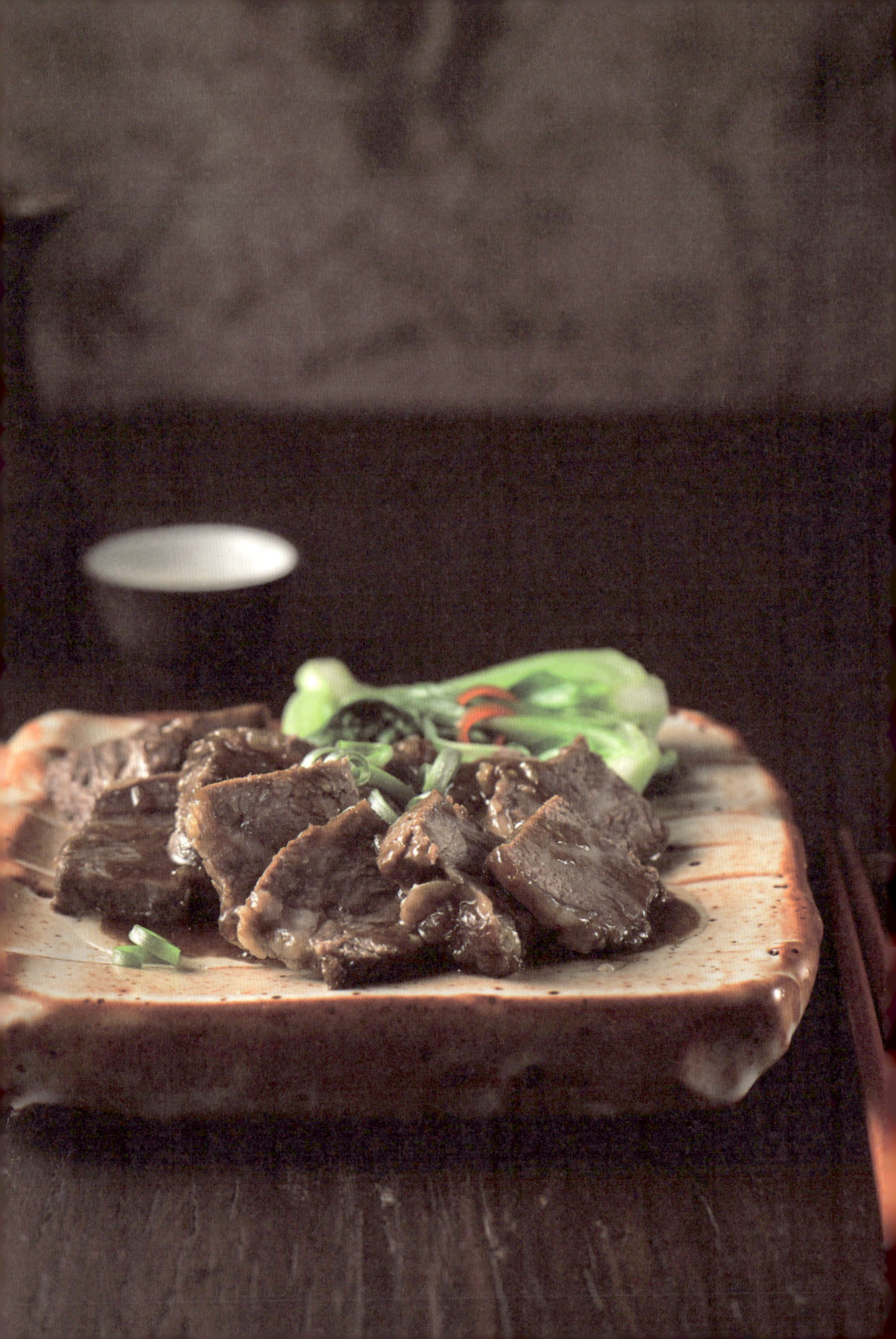

한우 동파육

재료

등심 600g, 청경채 4개, 대파 1대, 월계수 잎 1장, 양파 1/2개,
마늘 10쪽, 간장 5큰술, 설탕 5큰술, 굴소스 5큰술, 통후추 10알,
정향 5개, 물

만드는 법

1. 물에 등심, 대파, 월계수, 정향, 양파, 마늘, 통후추를 넣고 30분 정도 삶는다. 대파는 약간 남겨 둔다.

2. '1'에 간장, 설탕, 굴소스를 넣고 졸인다.

3. 청경채는 물에 데치고 남겨 둔 대파는 채 썬다. 익은 등심을 썰어 그 위에 보기 좋게 얹어 낸다.

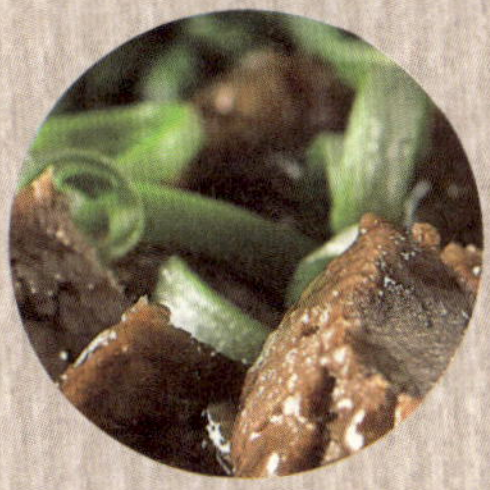

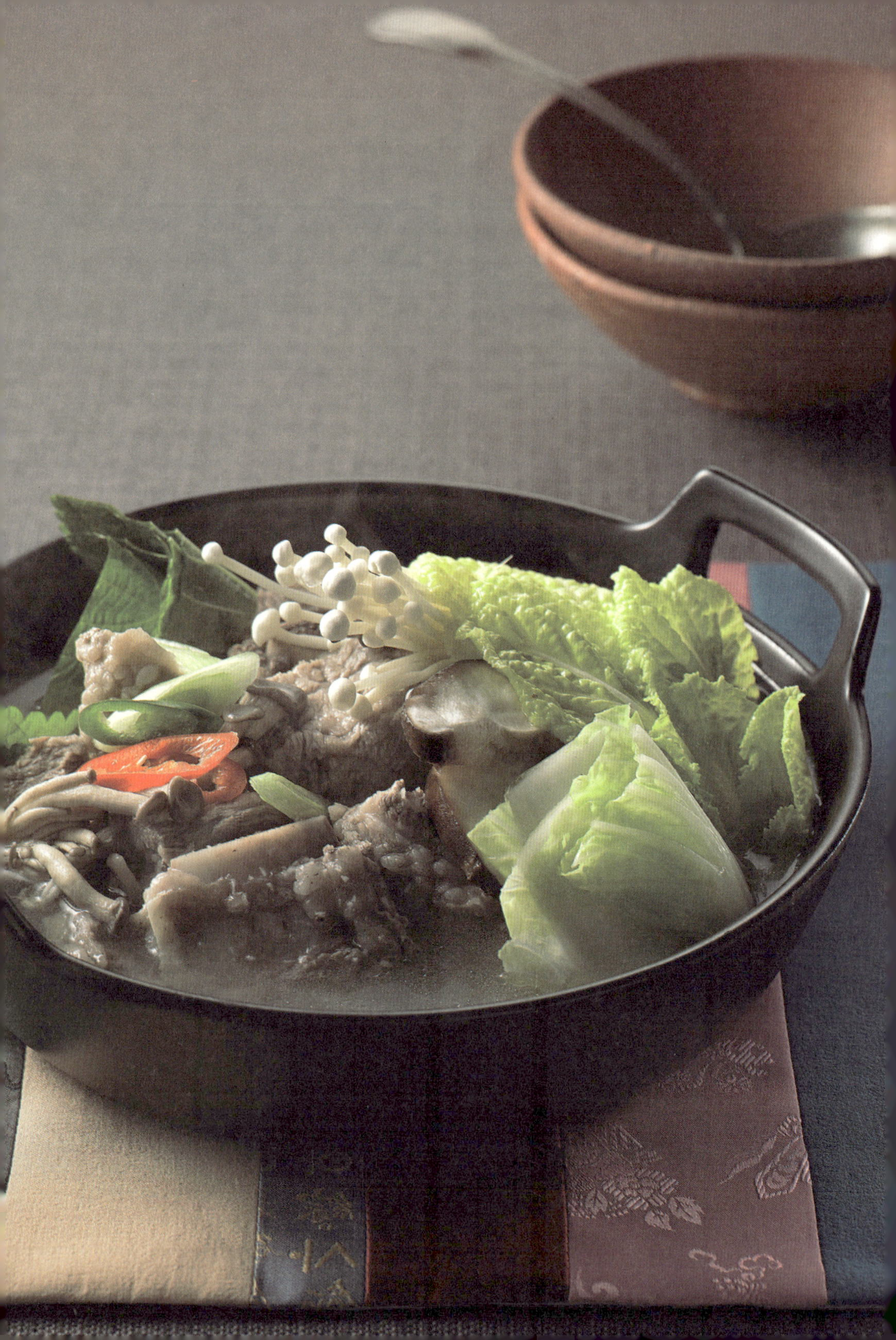

한우 갈비 배추전골

재료

갈비 800g, 표고버섯 2개, 팽이버섯 80g, 느타리버섯 50g, 알 배추 1/2개, 홍고추 1/2개, 깻잎·소금 각각 약간, 육수, 다진 마늘 2큰술, 설탕 2큰술, 국간장 5큰술, 무 1/4개, 대파 1/3개, 다시마 10cm 1장

만드는 법

1. 갈비를 2~3시간 정도 물에 담가 핏물을 빼 준다.
2. 표고버섯은 편 썰고, 깻잎과 배추도 먹기 좋은 크기로 썰어 준다.
3. 육수를 우려낸 후 갈비를 함께 넣고 끓인다.
4. 갈비가 익으면 소금으로 간 하고 버섯과 배추, 깻잎, 홍고추를 넣고 더 끓인다.

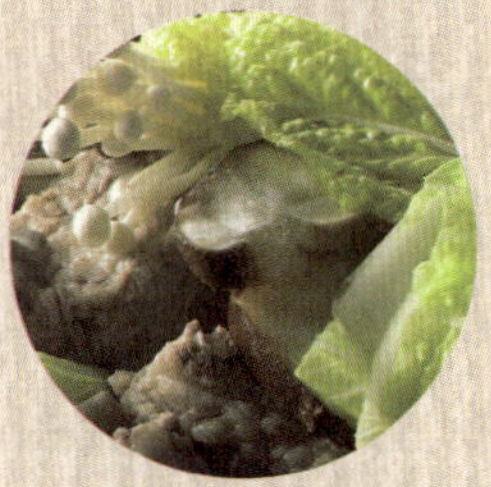

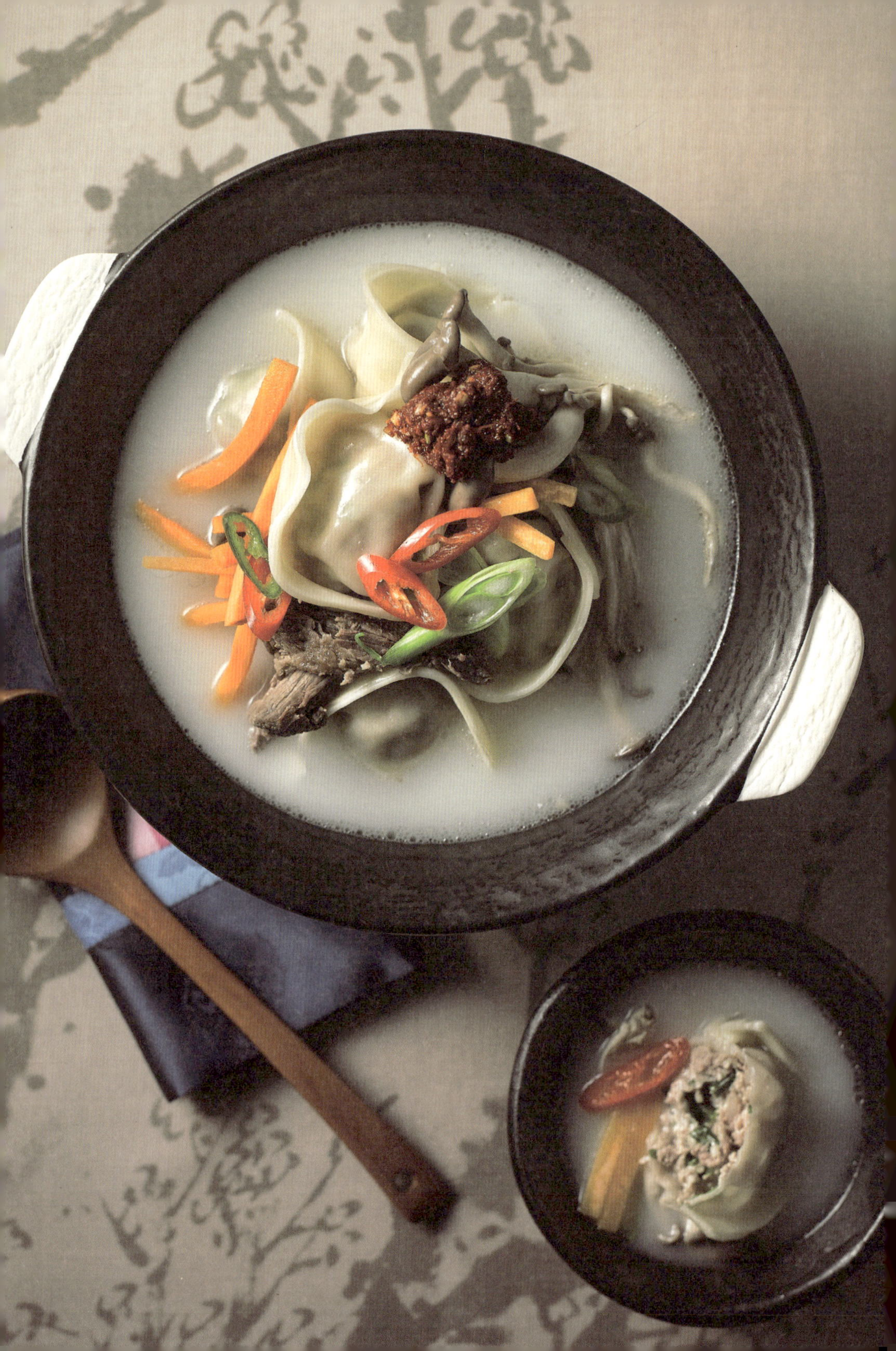

한우 사골 만두전골

재료

사골 500g, 양지 200g, 대파 1/3개, 홍고추, 풋고추 각각 1/3개, 느타리버섯 30g, 당근 약간, 달걀흰자 약간

양지 육수 양지 200g, 대파 1/2대, 통마늘 5쪽, 물 5컵

만두 만두피 10장, 목심 간 것 200g, 숙주 100g, 두부 1/2모, 부추 한 줌, 참기름 1큰술, 다진 마늘 1큰술, 고춧가루 2큰술, 간장 1큰술, 마늘 1/2큰술, 다진 대파 1/2큰술

만드는 법

1. 두부는 으깨고, 부추와 숙주는 잘게 썰어 분량의 재료와 함께 넣고 만두소를 만든다.
2. 만두피 둘레에 달걀흰자를 바르고, 만두소를 넣어 빚는다.
3. 육수를 30분 이상 우린 뒤 양지는 건져서 찢어 놓는다. 육수는 남긴다.
4. 대파, 풋고추, 홍고추는 어슷하게 썰고, 당근은 굵게 채 썬다. 느타리버섯은 찢어 놓는다.
5. 사골과 양지 육수를 섞어서 끓이다가 만두와 채소를 넣어 끓여 양념장을 올려 낸다.

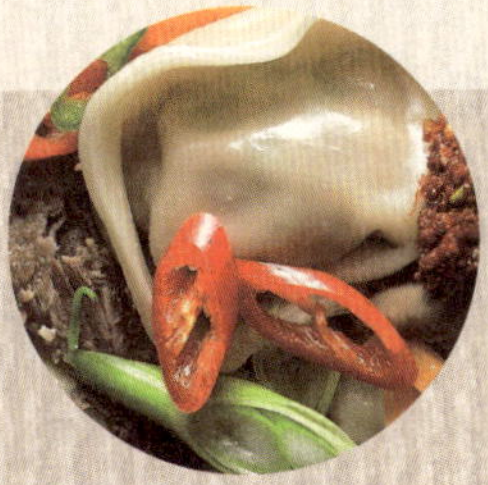

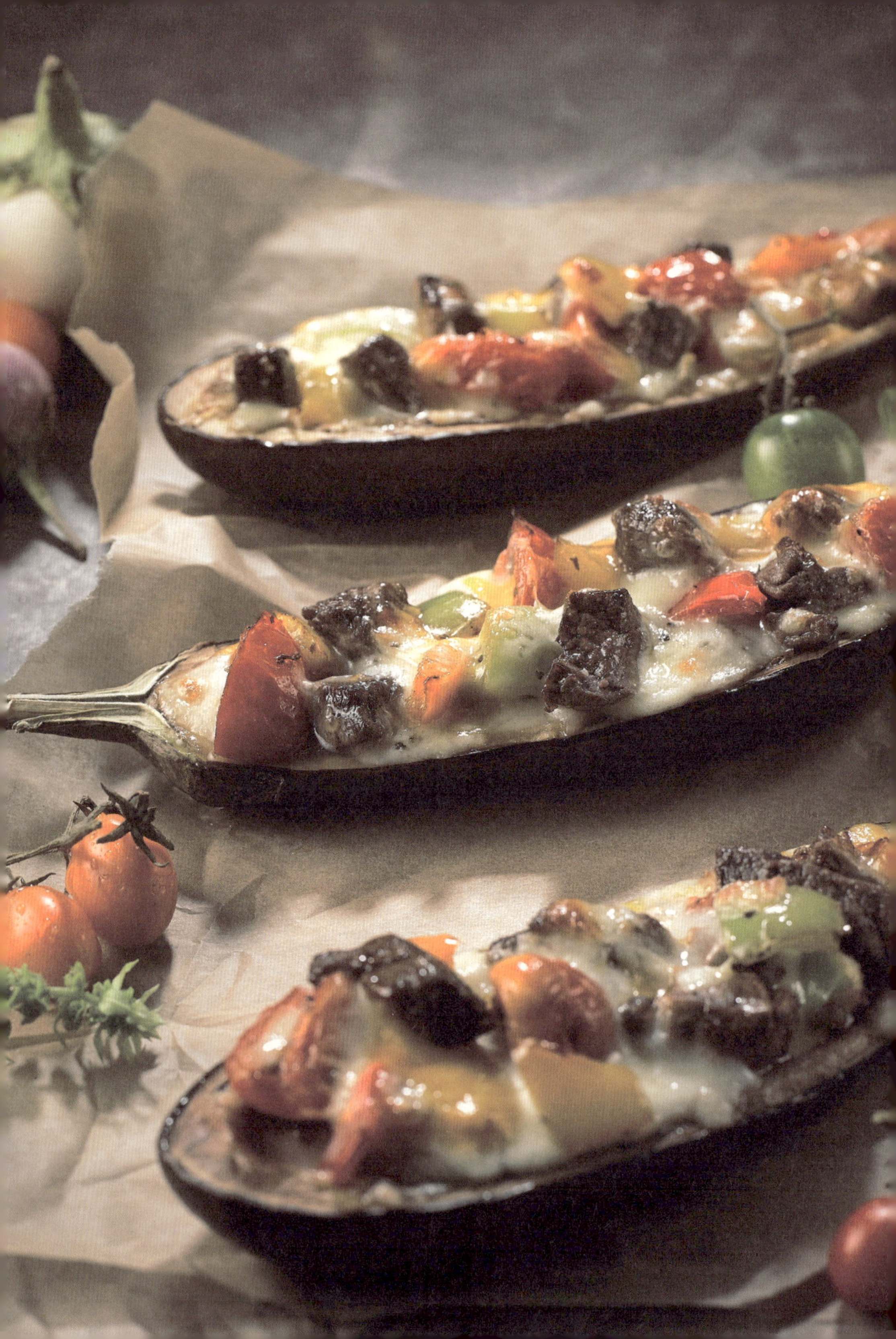

한우 가지치즈구이

재료

안심 200g, 파프리카(빨강, 주황, 초록) 각각 1/4개, 양파 1/4개, 가지 2개, 모차렐라치즈, 체더치즈, 바질가루, 토마토소스(시판용), 올리브유, 소금 각각 약간

만드는 법

1. 가지는 길게 썰어서 속을 판 후 소금을 살짝 뿌려 놓는다.
2. 안심은 네모지게 썰고, 채소도 고기와 같은 크기로 썬다.
3. 팬에 올리브유를 두르고 안심, 파프리카, 양파, 바질가루, 소금을 넣고 볶는다.
4. '3'에 토마토소스(시판용)를 넣고 볶는다.
5. '1'에 '4'로 속을 채우고 모차렐라치즈, 체더치즈를 올린다.
6. 오븐을 200℃ 이상으로 맞춘 후 7~10분 동안 구워 낸다.

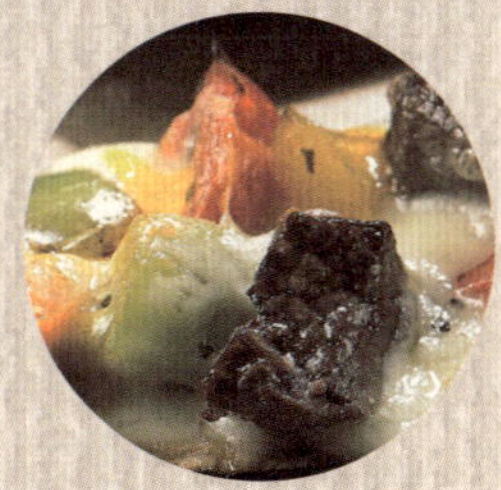

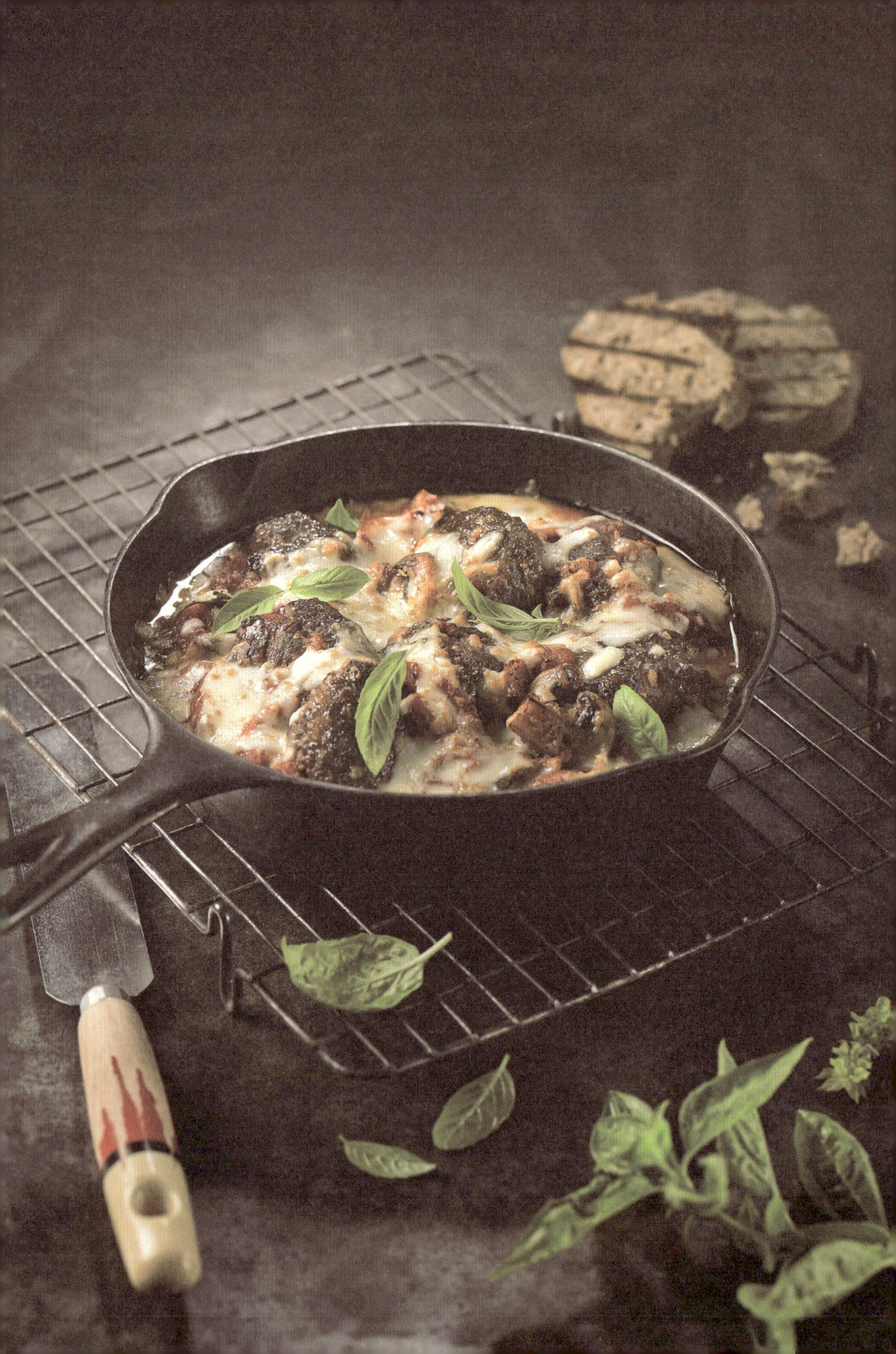

한우 떡갈비 치즈그라탱

재료

갈비 800g, 목심 300g, 양송이버섯 6개, 모차렐라치즈 150g, 홀토마토 500g, 베이컨 50g, 양파 1/2개, 올리브유, 바질, 다진 마늘, 소금, 파르메산치즈 가루, 버터 각각 약간

갈비 양념 간장 3큰술, 마늘, 설탕, 다진 대파, 참기름, 참깨 각각 약간

만드는 법

1. 갈비는 살을 바르고 목심과 함께 다져 갈비 양념에 재운다.
2. '1'을 치댄 후 둥글게 모양을 만든다.
3. 양송이버섯은 반으로 가르고 양파와 베이컨은 1cm로 썬다.
4. 팬에 올리브유를 두르고 다진 마늘, 양파, 베이컨, 양송이버섯 순으로 볶는다.
5. '4'에 홀토마토, 소금을 넣고 중간 불에서 끓인 후 파르메산치즈가루, 바질을 넣는다.
6. 떡갈비를 팬에 노릇하게 굽고 먹기 좋은 크기로 잘라서 '5'에 넣고 버무린다.
7. 버터를 바른 오븐용 용기에 버무린 떡갈비를 넣고 모차렐라치즈를 올린다.
8. 200℃로 예열한 오븐에서 13분간 굽는다.

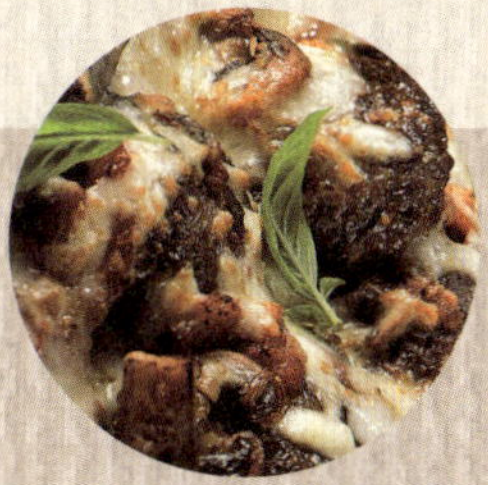

계절 밥상

한우 냉이된장국

한우 두릅파전

봄나물 한우 두루치기

봄나물 한우 랩

한우 딸기피자

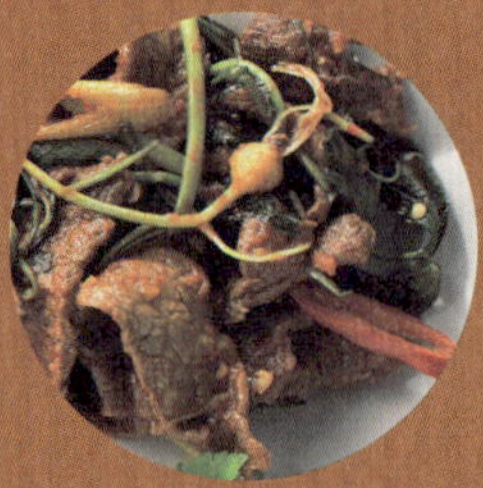

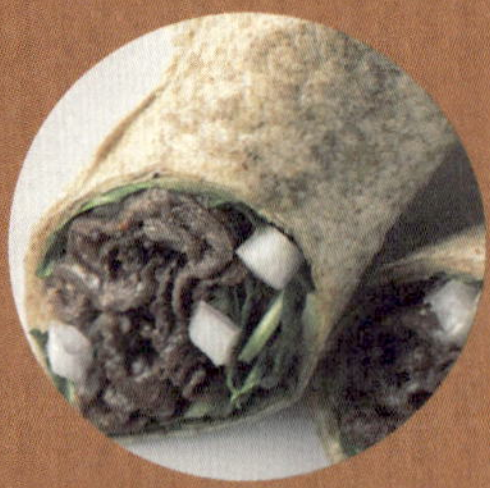

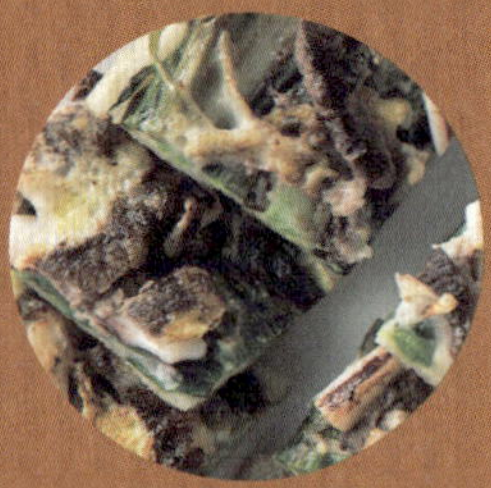

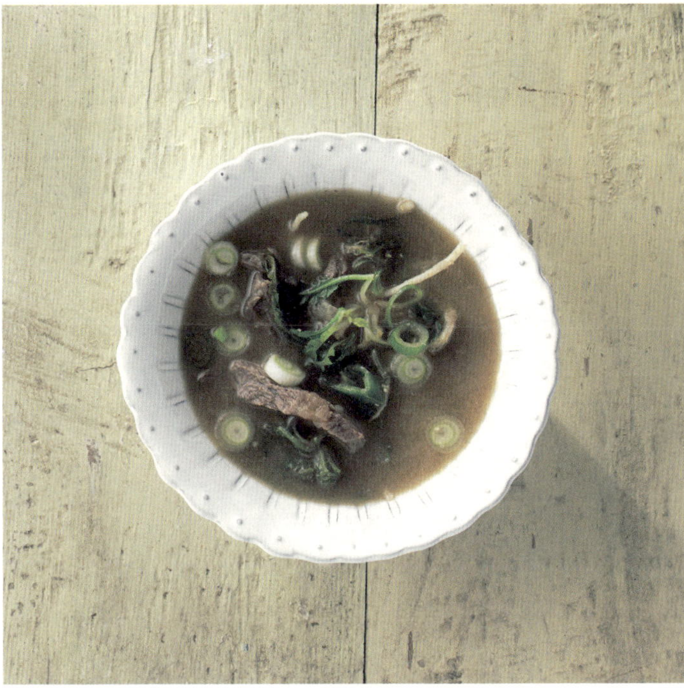

한우 냉이된장국

재료

아롱사태 200g, 대파 1/2개, 마늘 3쪽, 냉이 100g, 청양고추 1개, 다진 마늘 약간

육수 물 6컵, 멸치 20마리, 된장 3큰술, 소금 약간

만드는 법

1. 아롱사태는 준비한 대파 1/2과 마늘을 넣고 삶아 썬다.
2. 냉이의 잔뿌리를 정리하고 큰 뿌리는 2등분한다. 청양고추와 남겨 둔 대파는 어슷썰기한다.
3. 육수가 끓으면 '2'와 '3', 다진 마늘을 넣고 한소끔 끓인다.

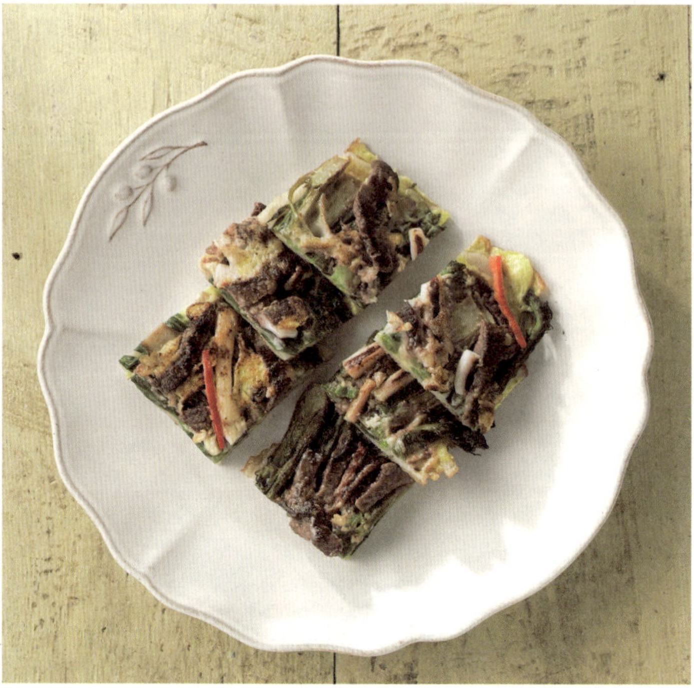

한우 두릅파전

재료

우둔살 200g, 두릅 5개, 쪽파 100g, 오징어 1/2마리, 청양고추 1개, 홍고추 1개, 달걀 5개, 소금 약간, 식용유 약간

우둔살 양념 간장 1큰술, 후춧가루·참기름·마늘 각각 1작은술, 깨소금 1/2작은술, 대파 약간

밀가루 반죽 밀가루 100g, 물 100mL, 소금 약간

만드는 법

1. 우둔살은 먹기 좋은 크기로 채 썰어 우둔살 양념장에 재운다.
2. 두릅과 쪽파는 껍질을 벗기고 물에 씻어 물기를 뺀다.
3. 오징어와 청양고추, 홍고추도 씻어 먹기 좋게 채 썬다.
4. 달걀은 풀어서 소금으로 간 하고, 밀가루 반죽도 따로 준비한다.
5. 식용유를 두르고 달군 팬에 밀가루 반죽을 두른다. 반죽 위에 두릅, 쪽파, 오징어, 우둔살, 청양고추, 홍고추 순으로 올린다.
6. '5' 위에 풀어 놓은 달걀을 올린 후 뒤집어서 약한 불에 노릇하게 구워 낸다.

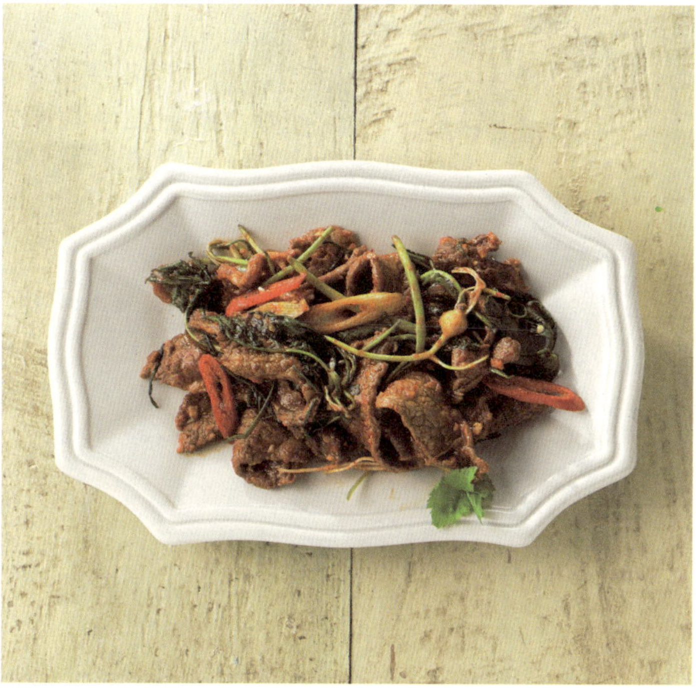

봄나물 한우 두루치기

재료

등심 300g, 달래 한 줌, 취나물 한 줌, 대파 1/2개, 청양고추, 홍고추, 식용유 약간

등심 양념 고추장·간장·파인애플즙·마늘 각각 2큰술, 참기름·참깨 각각 1큰술, 청주·고춧가루 각각 3큰술

만드는 법

1. 등심은 한 입으로 썰어 양념장에 재운다.
2. 달래, 취나물, 대파, 청양고추, 홍고추를 씻어서 썬다.
3. 팬에 기름을 두르고 '1'을 볶다가 거의 익을 때쯤 '2'를 넣고 볶아 낸다.

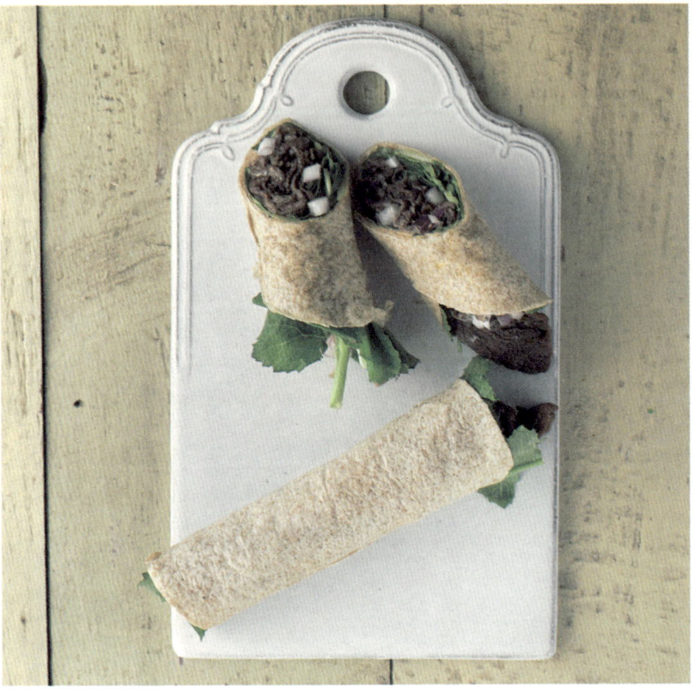

봄나물 한우 랩

재료

한돈 목심 300g, 또띠아(토르티야) 4장, 봄동 1포기, 유채 한 줌, 적양파 1/2개, 다진 할라피뇨 6큰술

또띠아 소스 스위트 칠리소스 4큰술, 사워크림 6큰술

목심 양념 간장 3큰술, 청주 1/2큰술, 다진 마늘·다진 대파·올리고당 각각 1큰술, 참기름 1큰술, 후춧가루·설탕 각각 1/2큰술

만드는 법

1. 목심은 양념과 함께 팬에 볶는다.
2. 봄동은 씻고, 유채와 적양파는 채 썬다.
3. 또띠아를 팬에 살짝 구워 사워크림과 스위트 칠리소스를 바른다.
4. '3' 위에 봄동, 유채, 적양파, 다진 할라피뇨, 볶은 소고기를 놓고 돌돌 말아 준다.

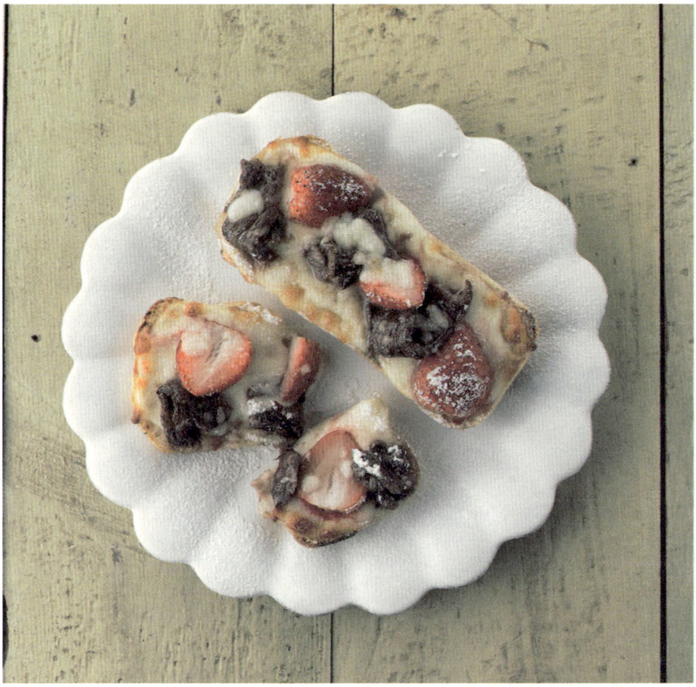

한우 딸기피자

재료

채끝 200g, 치아바타 빵 2개, 딸기 8개, 딸기 크림치즈, 피자 치즈, 슈거 파우더 각각 약간

채끝 양념 간장 1큰술, 파인애플즙 2큰술, 소금 약간

만드는 법

1. 채끝을 양념에 재운 뒤 팬에 살짝 볶는다.
2. 치아바타 빵은 반으로 가른다. 그 위에 크림치즈를 바르고 피자치즈를 뿌린다.
3. '2'에 '1'과 먹기 좋게 썬 딸기를 올린 후 피자치즈를 다시 얹는다.
4. 200℃ 오븐에 '3'을 10~15분 정도를 구운 후 슈거 파우더를 뿌려 낸다.

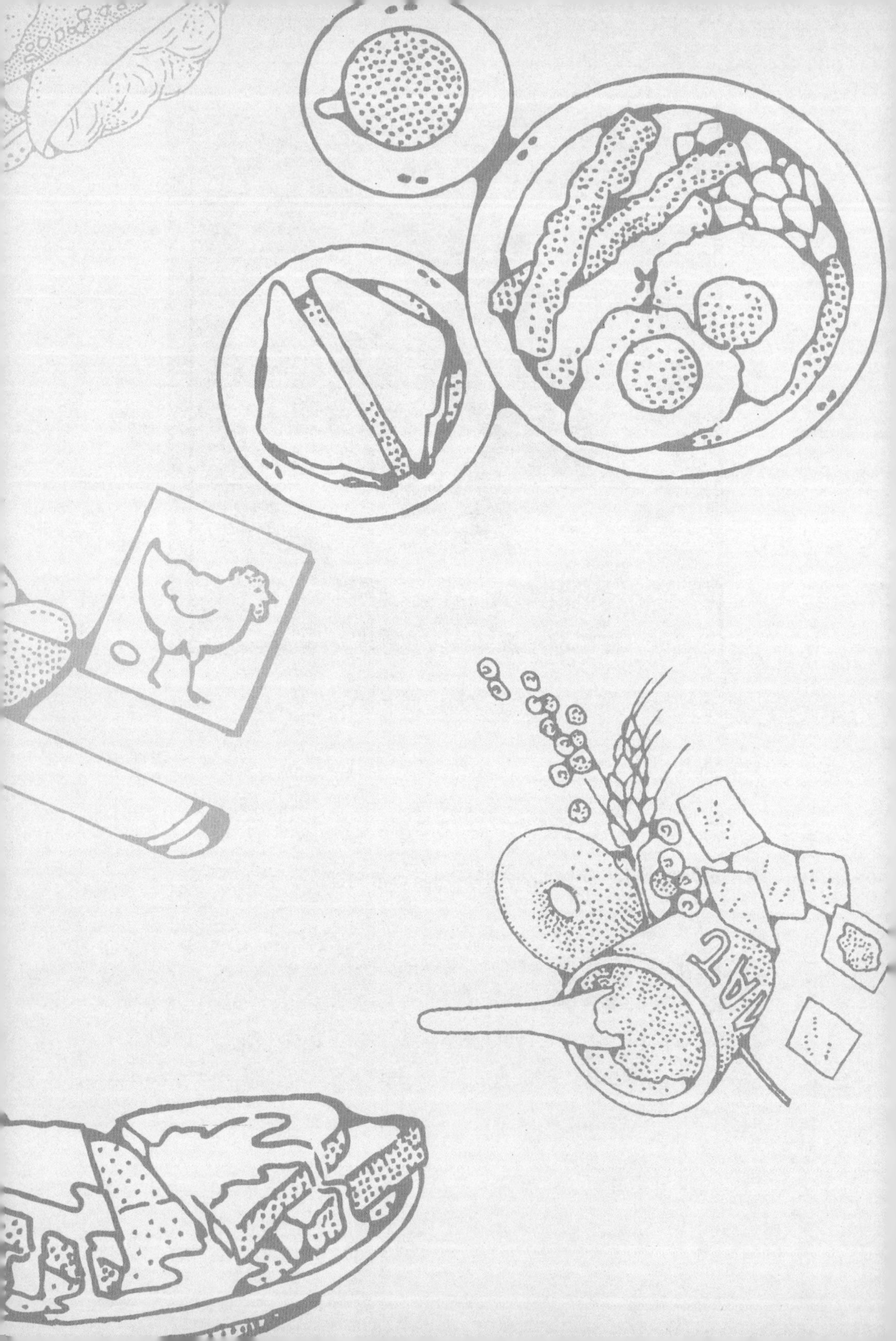

한돈 요리 레시피

10

한돈 안심찜

한돈 앞다리살 녹차찜

한돈 등심 오븐구이 돈가스

한돈 안심 카레스테이크

한돈 뒷다리살 김치전골

고단백 저칼로리 한돈으로 만든 맛있는 일품요리

한돈 안심 숙주덮밥

한돈 앞다리살 생강탕

한돈 뒷다리살 샤부샤부

한돈 등심 채소찜

한돈 양파소스샐러드

"담백한 한돈 안심에 신선한 채소를 곁들여
영양 밸런스를 맞추고 최소한의 양념으로 칼로리를 낮췄어요."

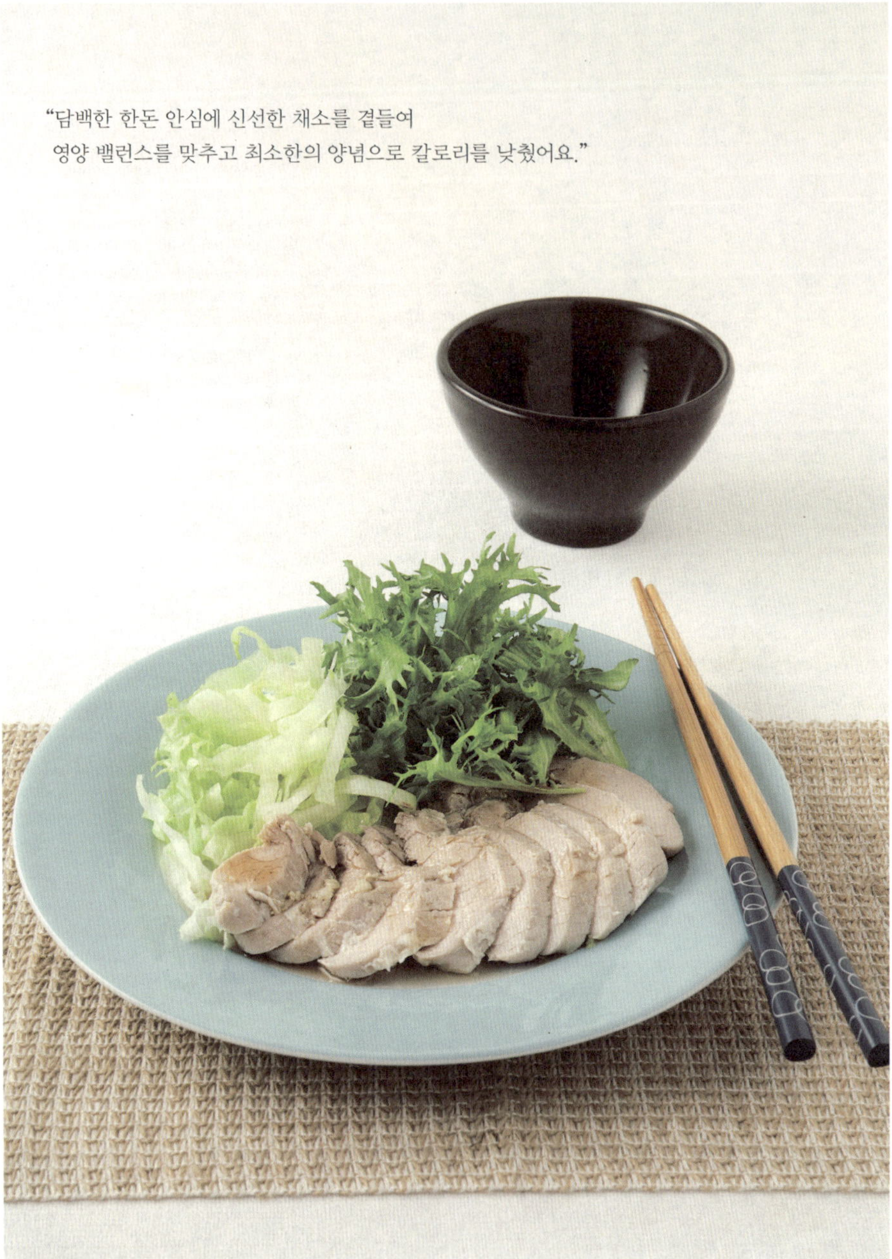

한돈 안심찜

재료

갈비 800g, 표고버섯 2개, 팽이버섯 80g, 느타리버섯 50g, 알 배추 1/2개, 홍고추 1/2개, 깻잎·소금 각각 약간, 육수, 다진 마늘 2큰술, 설탕 2큰술, 국간장 5큰술, 무 1/4개, 대파 1/3개, 다시마 10cm 1장

만드는 법

1. 마늘은 잘게 다지고, 양상추는 깨끗이 씻어 가늘게 채 썬다. 치커리는 깨끗이 씻어 먹기 좋은 크기로 썬다.
2. 한돈 안심은 넓적하게 포를 뜨듯이 반으로 가른 뒤 국간장과 다진 마늘을 넣고 조물조물 버무려 1시간 동안 냉장고에서 재운다.
3. 재운 한돈 안심은 김이 오른 찜통에 올려 20분 동안 찐다.
4. 찐 한돈 안심은 얇게 썰어 양상추, 치커리와 함께 그릇에 담는다.
5. 식초와 국간장을 섞어 먹기 직전에 골고루 뿌려 낸다.

※조리시간은 40분(돼지고기 재우는 시간 제외)이며 재료분량 4인분.

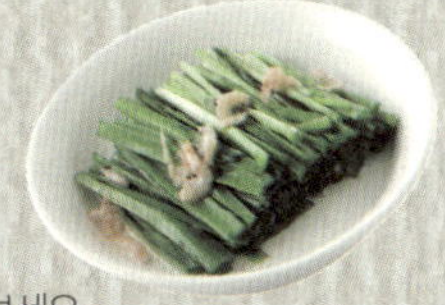

tip. 부추새우젓겉절이와 같이 드셔 보세요.

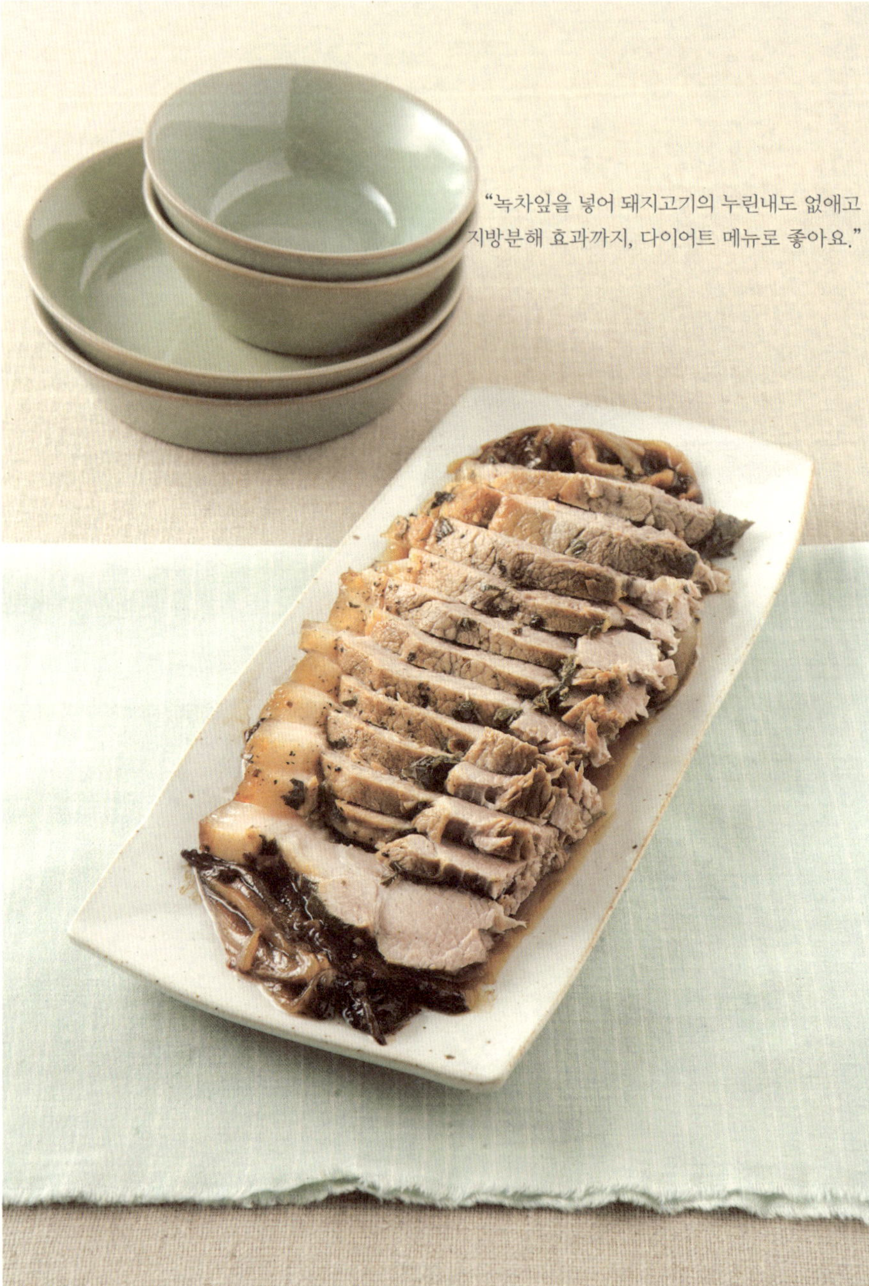

"녹차잎을 넣어 돼지고기의 누린내도 없애고
지방분해 효과까지, 다이어트 메뉴로 좋아요."

한돈 앞다리살 녹차찜

재료

한돈 앞다리살 200g, 풋고추 2개, 양파 1/4개, 새송이버섯 4개, 토마토 1개, 고추장·고춧가루·올리고당 1큰술씩, 다진 마늘 1작은술, 후춧가루 약간

만드는 법

1. 한돈 앞다리살은 깨끗이 씻어 끓는 물에 5분 정도 데친 뒤 건져 한 번 더 씻는다.
2. 양파는 도톰하게 채 썰어 압력솥에 깔고, 녹차잎과 굵은 후춧가루, 돼지고기를 고루 섞은 다음 양파 위에 올린다.
3. 압력솥 뚜껑을 덮고 불에 올리고 추가 울리면 화력을 낮춰 20분 정도 익힌다.
4. 돼지고기를 꺼내 한 김 식힌 뒤 얇게 썰어 낸다

※조리시간은 60분이며 재료분량은 4인분.

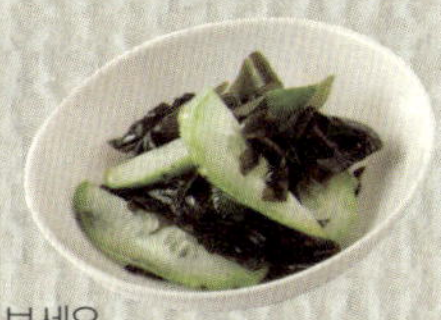

tip. 오이미역매실청샐러드와 같이 드셔 보세요.

"기름에 튀기지 않고 오븐에 구워
바삭하고 담백한 돈가스 맛이 일품입니다."

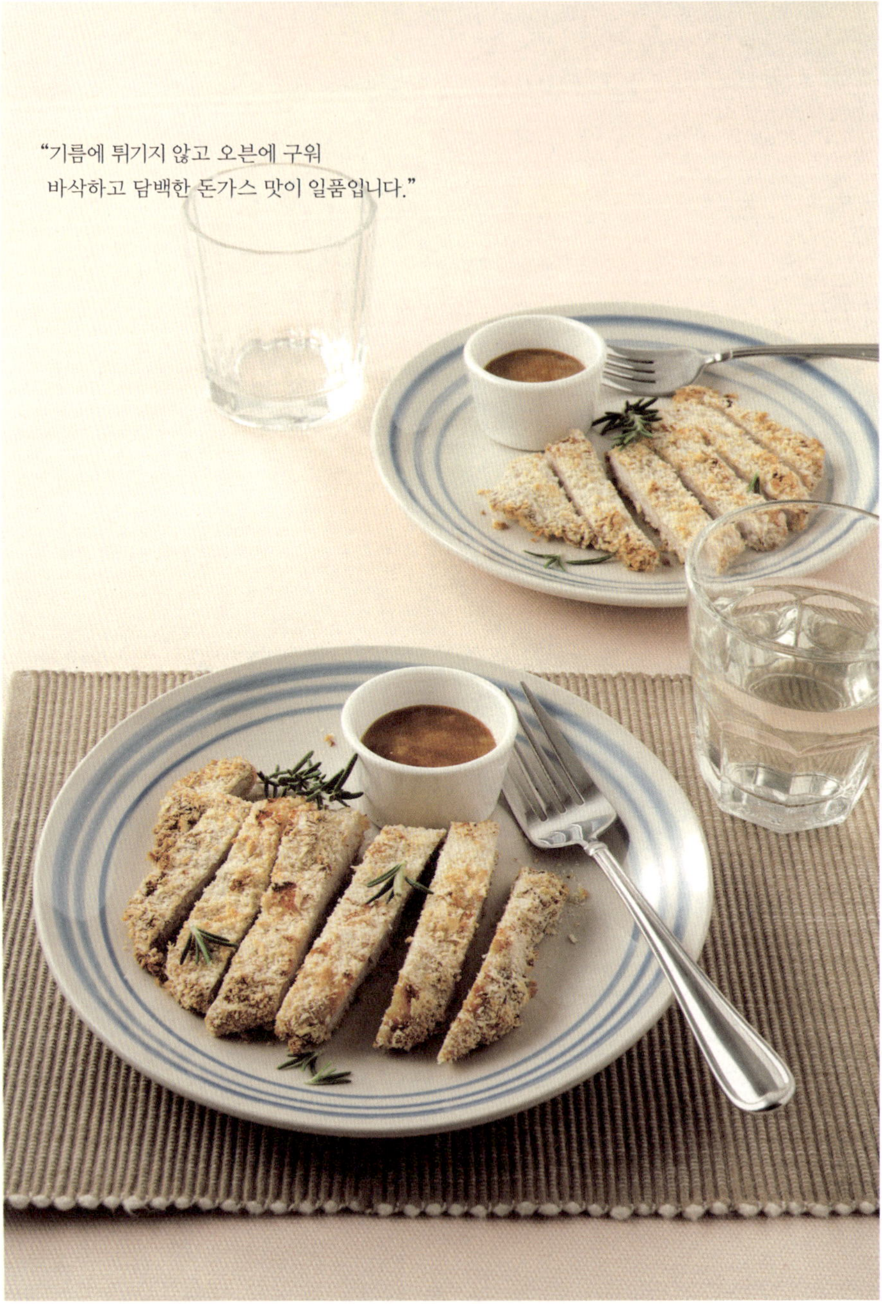

한돈 등심 오븐구이 돈가스

재료

한돈 등심 50g씩 4장, 달걀 1개, 빵가루 1컵, 밀가루 4작은술, 돈가스소스 2큰술, 연겨자 1큰술, 양파 1/4개, 소금·후춧가루·허브가루 약간씩

만드는 법

1. 한돈 등심은 고기 망치로 두들긴 뒤 소금, 후춧가루, 허브가루로 밑간해 30분간 재운다.
2. 밑간한 한돈 등심은 밀가루, 달걀옷, 빵가루 순으로 옷을 입힌다.
3. 250℃로 예열한 오븐에 한돈 등심을 넣고 13분간 바삭하게 굽는다.
4. 양파는 강판에 곱게 간 뒤 연겨자와 돈가스소스를 고루 섞은 소스를 만들어 함께 낸다.

※조리시간은 60분이며 재료분량은 4인분.

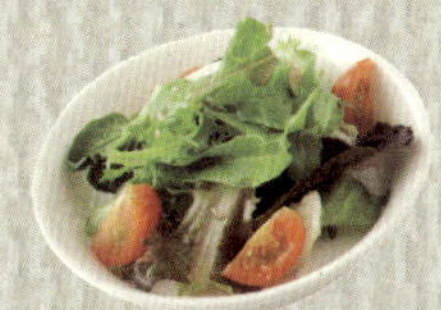

tip. 오미자소스샐러드와 같이 드셔 보세요.

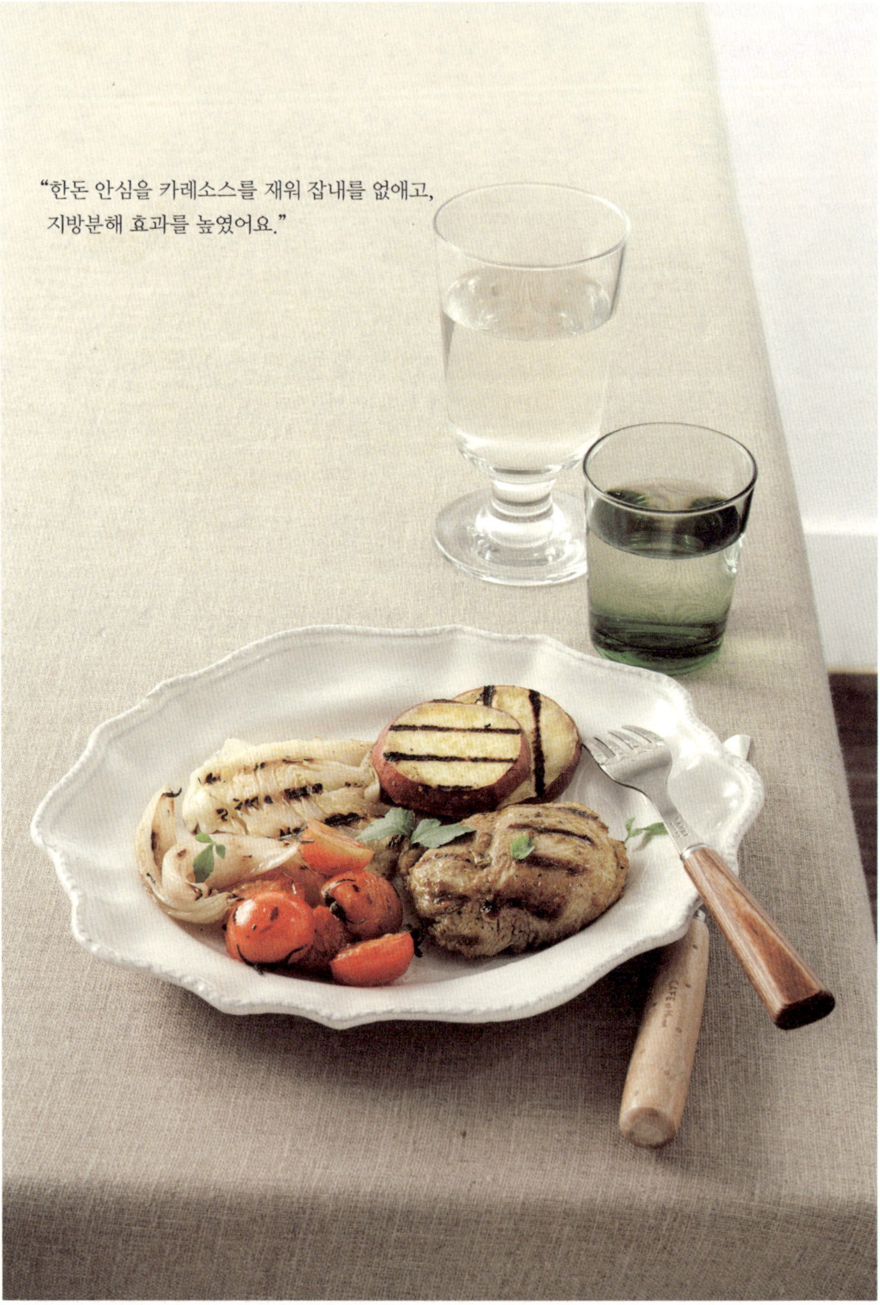

"한돈 안심을 카레소스를 재워 잡내를 없애고,
지방분해 효과를 높였어요."

한돈 안심 카레스테이크

재료

한돈 안심 50g씩 4조각, 고구마 1개, 양파 1/2개, 양배추 1/8통, 방울토마토 20개, 카레가루 4큰술

만드는 법

1. 한돈 안심은 반으로 포를 뜬 뒤 앞뒤로 카레가루를 입힌다.
2. 고구마와 양파, 양배추, 방울토마토는 먹기 좋은 크기로 썬 뒤 그릴에 올려 앞뒤로 그릴 자국이 생기도록 굽는다
3. 한돈 안심은 그릴팬에 그릴 자국이 나게 구운 후 물을 뿌리고 뚜껑을 덮어 촉촉하게 마저 익힌다.

※조리시간은 40분이며 재료분량은 4인분.

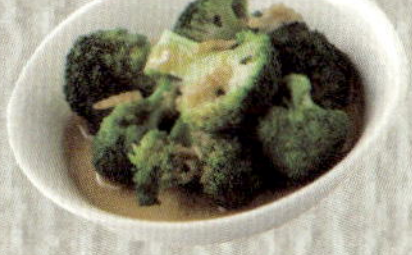

tip. 브로콜리샐러드와 같이 드셔 보세요.

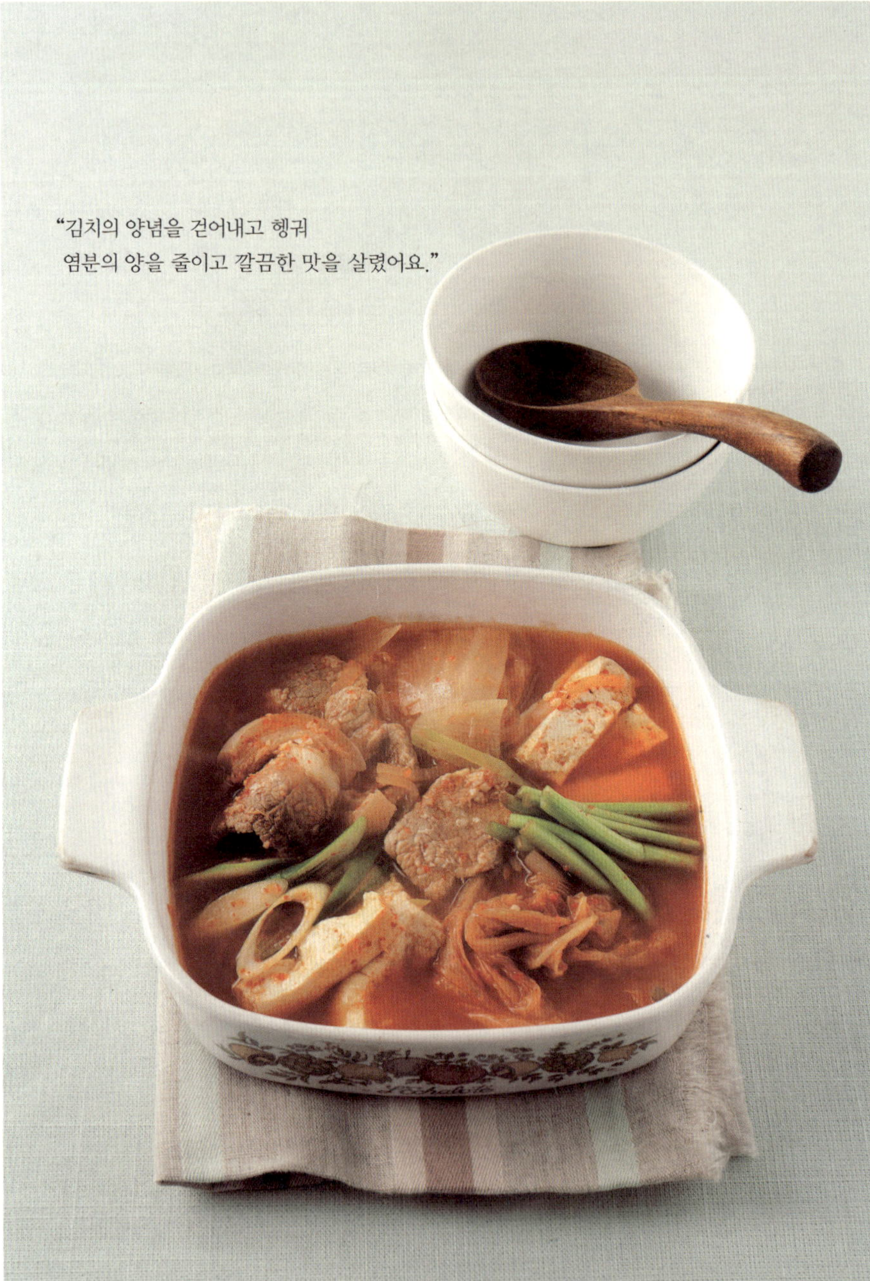
"김치의 양념을 걷어내고 헹궈
염분의 양을 줄이고 깔끔한 맛을 살렸어요."

한돈 뒷다리살 김치전골

재료

한돈 뒷다리살 150g, 두부 1/2모, 김치 1/4포기, 대파 1대, 양파 1/2개, 미나리 4줄기, 김치국물 1컵, 다시마물 4컵, 고춧가루 2큰술, 다진 마늘 1큰술, 후춧가루 약간

고기 양념 생강즙 1큰술, 다진 마늘 1작은술

만드는 법

1. 한돈 뒷다리살은 준비한 생강즙과 다진 마늘로 밑간해 준비한다.
2. 두부는 도톰하게 깍둑 썰고, 김치는 양념을 걷어내고 한 번 씻은 뒤 4cm 폭으로 자른다. 미나리는 4cm 길이로 썰고, 대파는 길게 어슷 썬다. 양파는 도톰하게 채 썬다.
3. 냄비에 김치와 다시마물, 김치국물, 고춧가루, 다진 마늘, 대파 흰 부분, 양파를 넣고 푹 끓인 후 국물에 맛이 우러나면 양념한 한돈 뒷다리살과 두부를 넣고 고기가 익을 때까지 끓인다.
4. 미나리와 대파의 푸른 부분, 후춧가루를 넣고 한소끔 더 끓인다.

※조리시간은 60분이며 재료분량은 4인분.

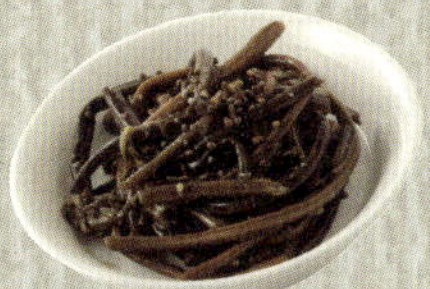

tip. 고사리들깨나물과 같이 드셔 보세요.

고단백 저칼로리 한돈으로 만든

맛있는 일품요리

한돈 안심 숙주덮밥

한돈 앞다리살 생강탕

한돈 뒷다리살 샤부샤부

한돈 등심 채소찜

한돈 양파소스샐러드

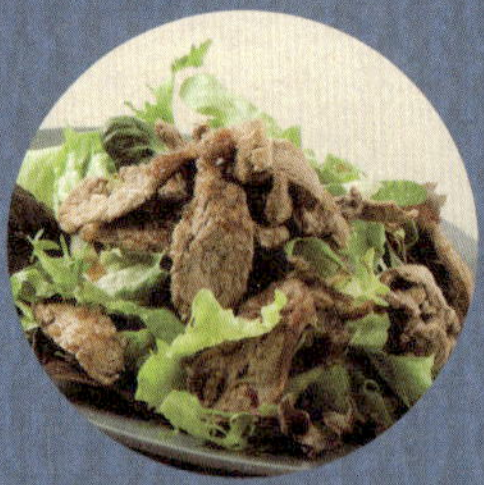

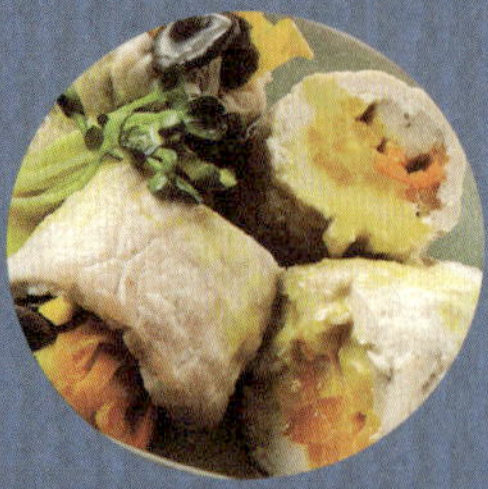

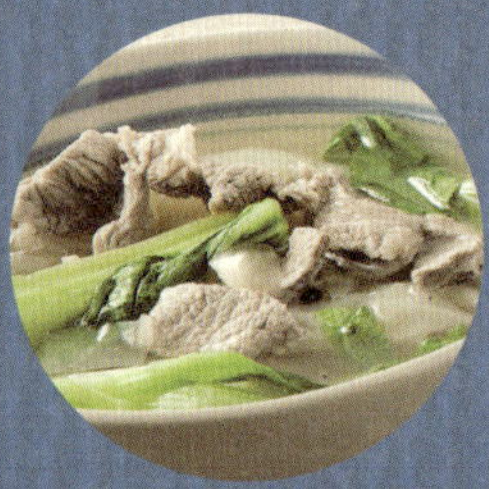

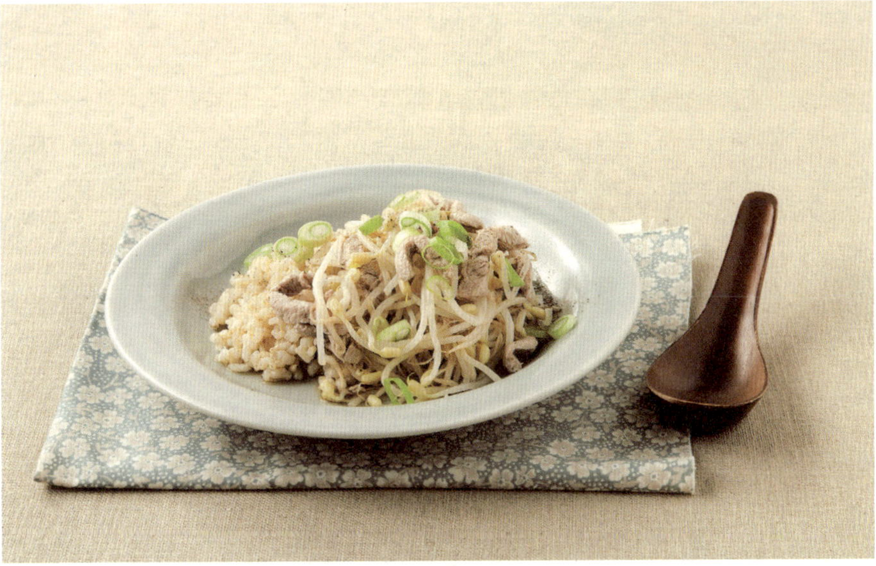

한돈 안심 숙주덮밥

재료

한돈 안심(잡채용) 200g, 숙주 300g, 대파 40g, 현미밥 2공기, 국간장 1큰술, 청주 2큰술, 후춧가루 적당량

만드는 법

1. 한돈 안심은 후춧가루와 청주를 뿌려 재운다. 대파는 송송 썬다.
2. 숙주는 깨끗이 씻어 물기를 제거한다.
3. 프라이팬을 달군 후 물을 넣고 끓기 시작하면 한돈 안심을 넣고 골고루 익힌다.
4. 돼지고기가 거의 익으면 숙주와 국간장을 넣고 숨이 죽도록 볶은 뒤 송송 썬 대파를 올리고 밥 위에 얹어 낸다.

※조리시간은 60분이며 재료분량은 4인분.

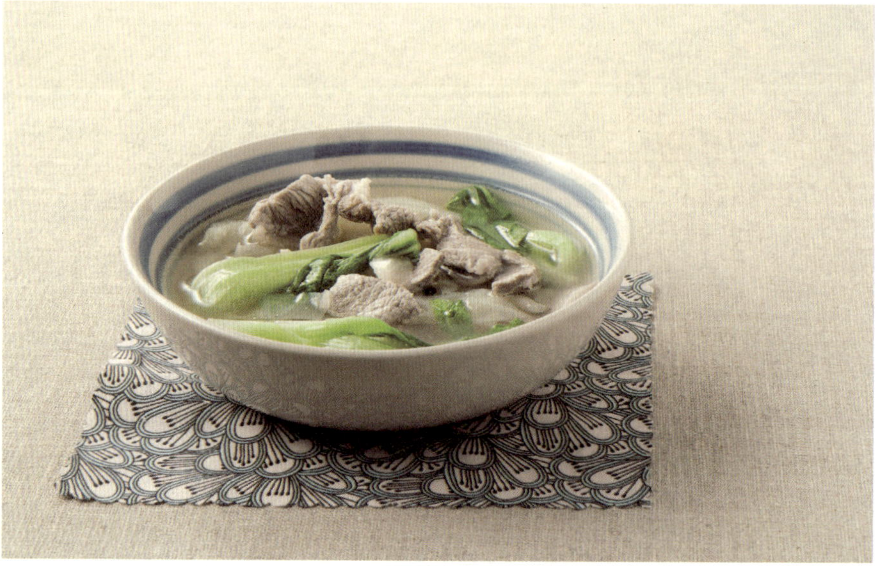

한돈 앞다리살 생강탕

재료

한돈 앞다리살(불고깃감) 150g, 생강 1/4쪽, 양배추잎 8장, 청경채 4개, 물 8컵, 국간장 1큰술, 후춧가루 약간

만드는 법

1. 한돈 앞다리살은 한입 크기로 썰고, 생강은 납작하게 편 썰고, 양배추잎은 도톰하게 채 썬다. 청경채는 4등분한다.
2. 한돈 앞다리살, 생강, 양배추잎, 물을 넣고 푹 끓인다.
3. 맛이 나고 재료가 모두 푹 익으면 차가운 곳에 두어 식혀 위에 뜬 굳은 기름을 걷어 낸다.
4. 다시 불에 올려 끓기 시작하면 청경채를 넣고 한소끔 끓으면 국간장과 후춧가루를 넣어 간을 한 후 그릇에 담아낸다.

※조리시간은 60분이며 재료분량은 4인분.

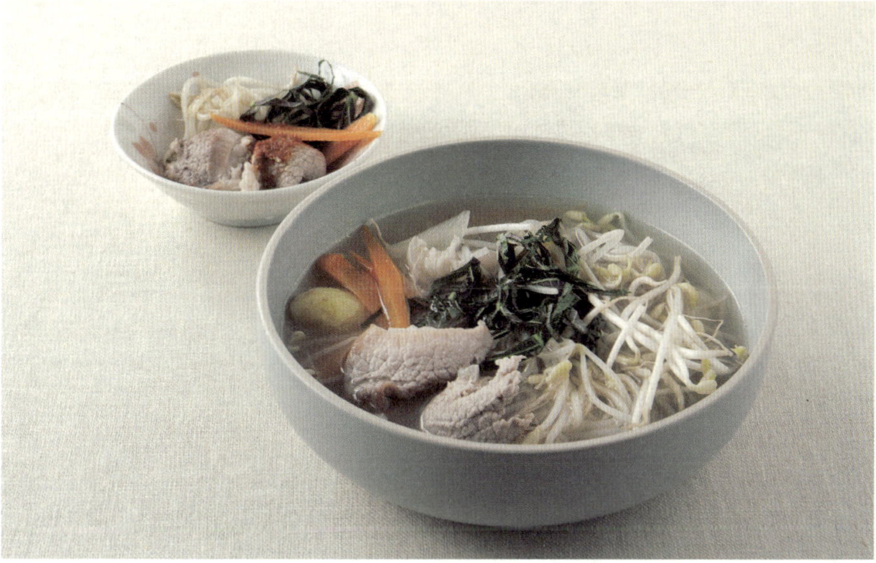

한돈 뒷다리살 샤부샤부

재료

한돈 뒷다리살(불고깃감) 200g, 마늘 4쪽, 양파 1/2개, 당근 1/4개, 숙주 150g, 깻잎 12장, 생강 1/4쪽, 대파 1/4대, 통후추 1/4큰술, 물 4컵,

양념장 국간장 1큰술, 고춧가루 1작은술, 물 3큰술

만드는 법

1. 양파는 도톰하게 채 썰고, 생강과 마늘은 편 썰고, 파는 5cm 길이로 썬 후 통후추, 물과 함께 푹 끓인다.
2. 당근은 납작하게 편 썰어 반으로 나누고, 숙주는 깨끗이 씻고, 깻잎은 가늘게 채 썬다.
3. '1'의 육수에 한돈 뒷다리살과 당근을 넣고 끓이다 익으면 숙주와 깻잎을 넣고 불을 끈다.
4. 고춧가루와 국간장, 물을 섞어 양념장을 만들어 돼지고기, 당근, 숙주, 깻잎을 건져 찍어 먹는다.

※조리시간은 60분이며 재료분량은 4인분.

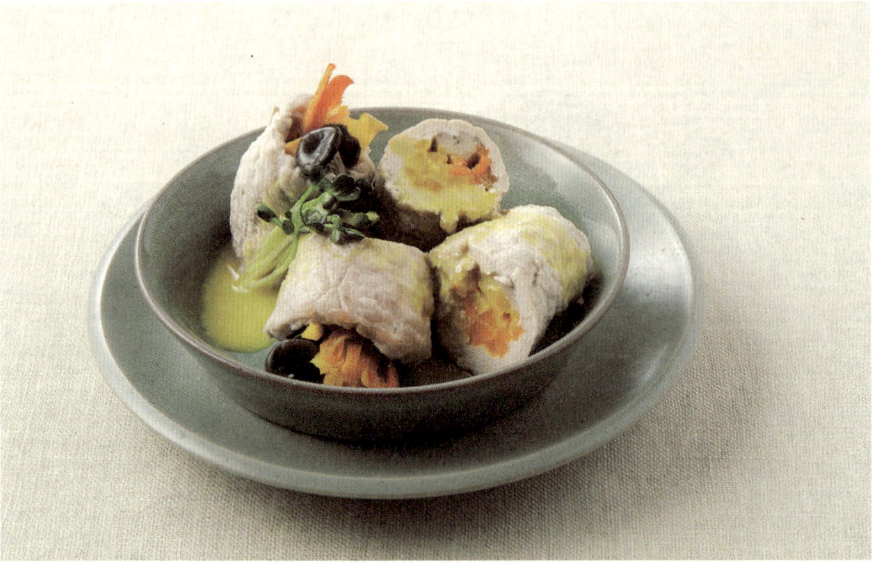

한돈 등심 채소찜

재료

한돈 등심 50g 4조각, 미니파프리카(빨강, 노랑, 주황) 2개씩, 느타리버섯 80g, 무순 약간, 사과식초 2큰술, 연겨자 1작은술, 물·올리고당 1큰술씩, 후춧가루 약간

만드는 법

1. 한돈 등심은 고기망치로 얇게 두들긴 후 후춧가루를 뿌려 밑간한다.
2. 미니파프리카는 가늘게 채 썰고, 느타리버섯은 깨끗이 씻어 밑동을 제거한다.
3. 돼지고기 위에 파프리카와 느타리버섯을 올린 후 돌돌 말아 이쑤시개를 꽂아 고정한다.
4. 김이 오른 찜통에서 15분간 속까지 익도록 찐다.
5. 연겨자와 물, 사과식초, 올리고당을 골고루 섞은 후 무순과 함께 곁들여 낸다.

※조리시간은 40분이며 재료분량은 4인분.

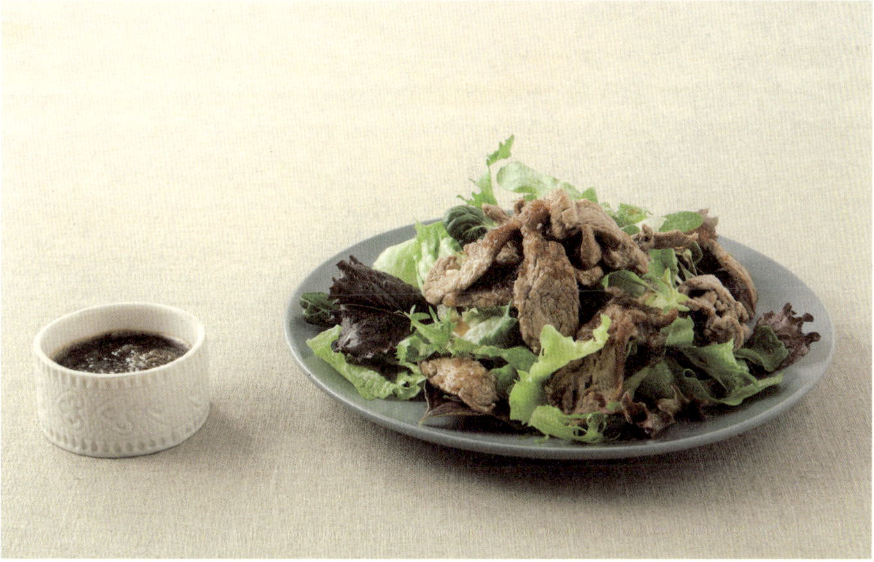

한돈 양파소스샐러드

재료

한돈 안심 200g, 샐러드채소(치커리, 상추, 쑥갓, 오클리프, 양상추 등) 300g, 양파 1개, 발사믹식초 4큰술, 와인·물 2큰술씩

만드는 법

1. 한돈 안심은 결 반대 방향으로 얇게 썬 뒤 와인을 끼얹어 1시간 동안 재운다.
2. 샐러드채소는 깨끗이 씻어 한입크기로 썬다.
3. 양파를 강판에 곱게 간 후 분량의 발사믹식초, 물과 함께 골고루 섞어 드레싱을 만든다.
4. 달군 프라이팬에 재운 고기를 노릇하게 구운 뒤 샐러드채소와 함께 그릇에 담아내고 드레싱을 뿌려 먹는다.

※조리시간은 30분이며 재료분량은 4인분.

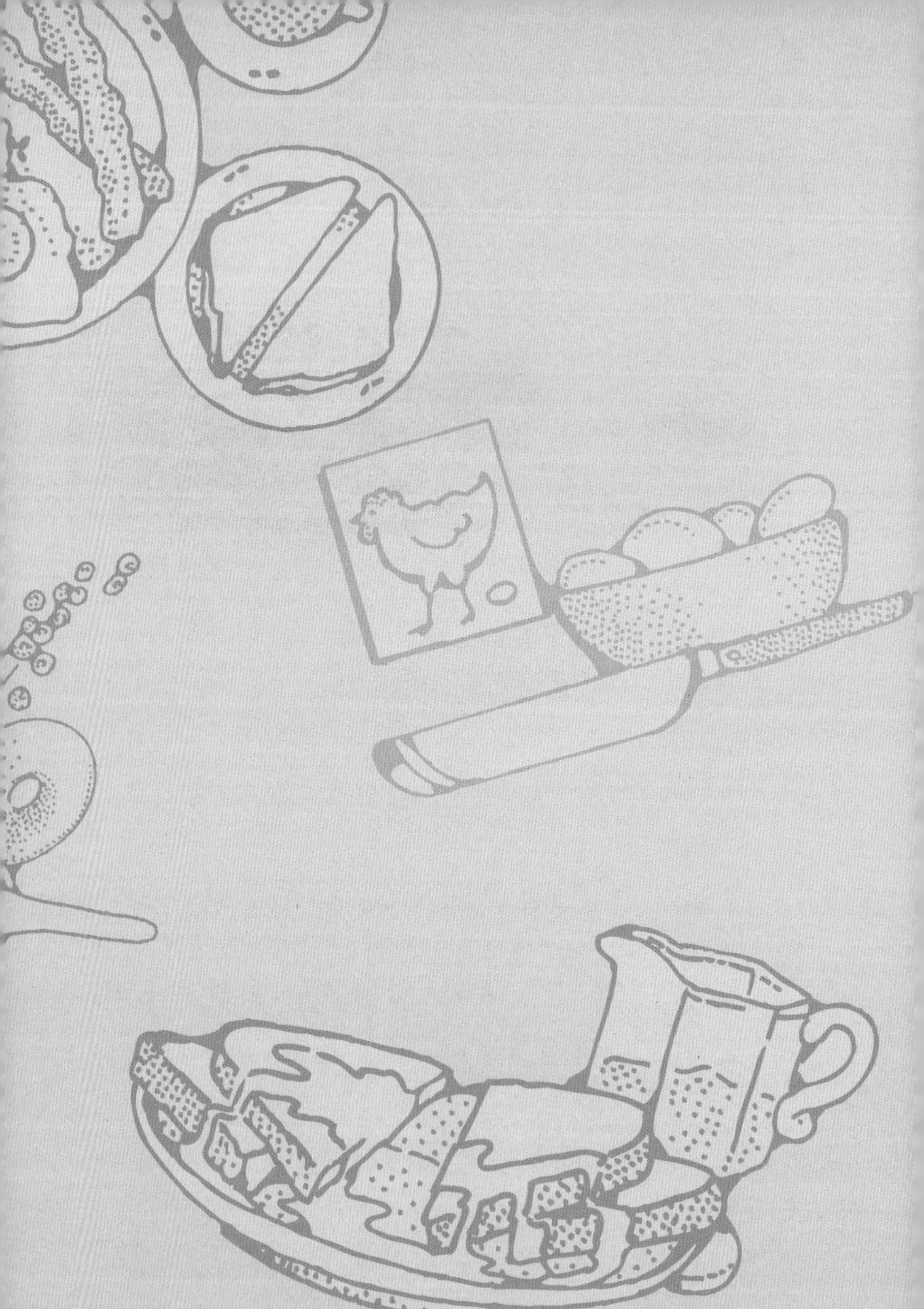

닭고기 요리 레시피

5

신촌 닭

닭고기 김치말이찜

고소한 삼계탕

필찜닭

닭고기 비빔밥

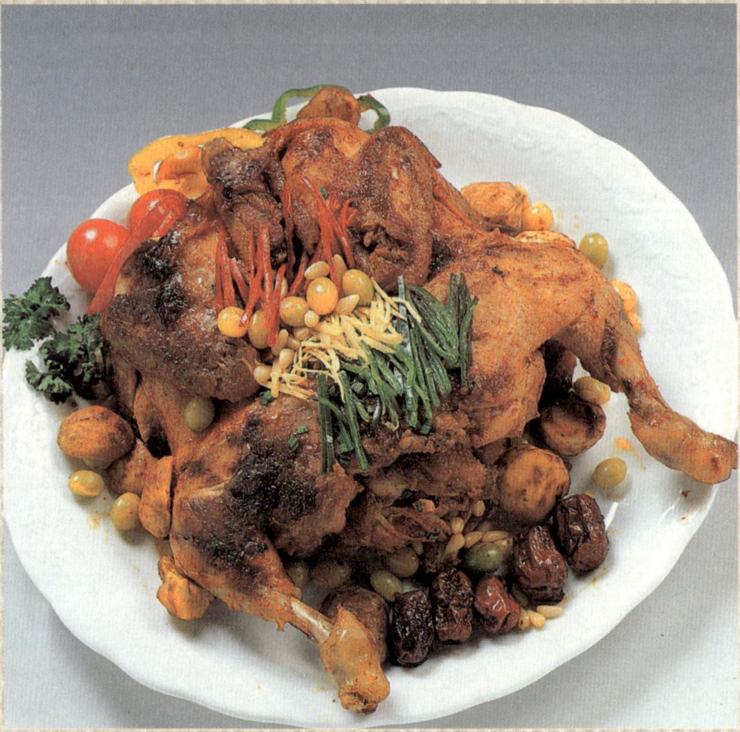

신촌 닭

재료

닭 1마리, 생강즙 1/2큰술, 마늘즙 1큰술, 양파즙 1큰술, 소금·후추 약간

양념장 간장 3큰술, 고춧가루 1큰술, 설탕 1/2큰술, 물엿 2큰술, 양파즙 1큰술, 간 마늘 1큰술, 다진 파 2큰술, 깨소금 1/2큰술, 참기름 1/2큰술

만드는 법

1. 통닭은 배를 가르고 깨끗이 씻어 놓는다.
2. 닭의 앞, 뒷면에 소금과 후추로 밑간하고 배 쪽에 양파즙, 생강즙, 간 마늘을 골고루 발라 한 시간 정도 재워 두었다가 접시에 닭을 담아 끓는 찜통에 찐다.
3. '2'의 찐 닭을 꺼내 식힌 후, 뚜껑 있는 큰 프라이팬에 기름을 약간 두르고, 닭을 놓고, 앞뒤로 양념장을 발라가며 노릇하게 다시 익힌다(약간 노릇하게 돼야 더욱 맛이 있다).
4. 닭을 찐 국물은 기름을 걷어 내고 소금·후추로 간을 맞춘 후, 대파 썬 것을 넣어 닭찜과 같이 낸다.

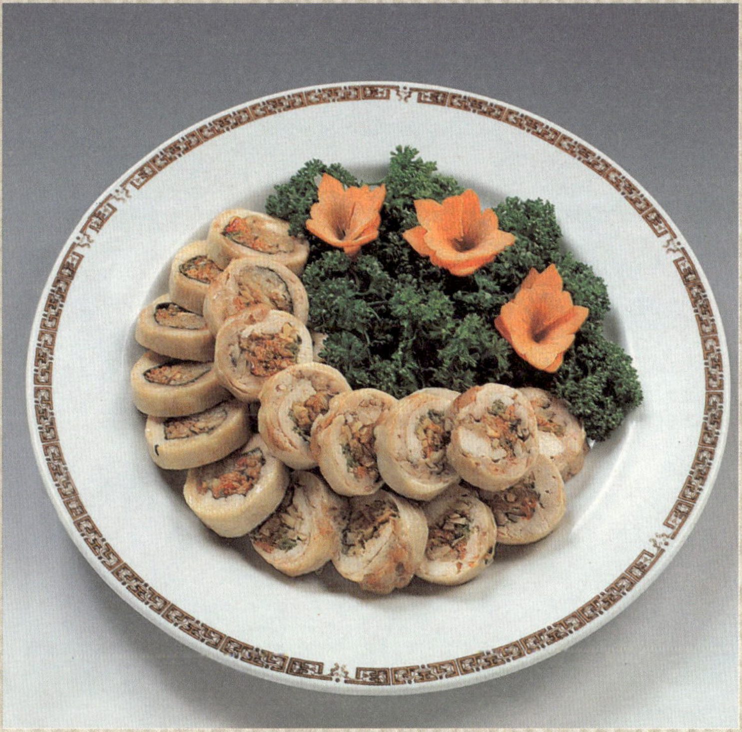

닭고기 김치말이찜

재료

닭 가슴살 400g, 불린 찹쌀 1/2컵, 당근 1/2개, 생표고버섯 4장, 배추김치 2잎, 간장, 마늘, 생강, 청주, 소금, 후추, 인삼가루(계피가루, 솔잎, 감초), 녹차잎, 달걀노른자

만드는 법

1. 닭 가슴살은 5mm 두께로 넓게 포를 떠 칼등으로 두들겨 소금, 후추, 인삼 가루(계피가루)를 뿌려 밑간을 한다.
2. 찹쌀은 불리고 당근, 생표고버섯, 김치 등을 얇게 채 썰어 간장, 마늘, 생강, 청주, 후추를 조금씩 넣고 골고루 잘 섞이도록 버무린다.
3. 김발위에 은박지를 깔고 '1'의 닭고기를 넓게 편 후 달걀노른자를 바르고 '2'의 버무려 놓은 재료를 놓아 김밥 말듯이 말아 양 끝으로 찹쌀이 흐르지 않도록 한다.
4. 찜통에 물이 끓으면 솔잎, 감초, 녹차잎을 깔고 '3'의 말아 놓은 닭고기를 얹어 30~40분간 찐다.
5. 찐 닭고기말이는 한 번 김이 나간 후 은박지를 벗기고 먹기 좋은 크기로 썰어 그릇에 담는다.

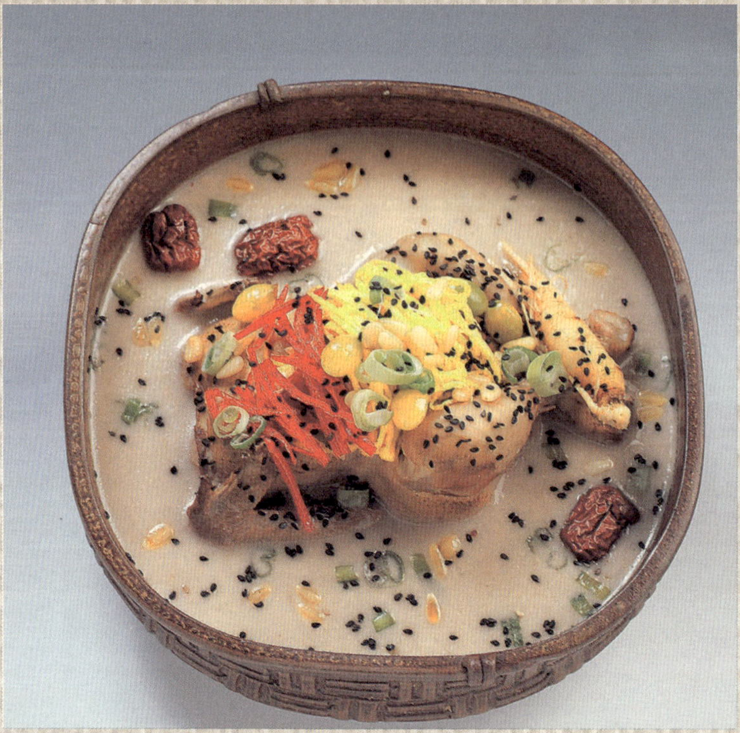

고소한 삼계탕

재료

닭(영계) 1마리, 인삼 1뿌리, 대추 3개, 은행 3개, 황기 2뿌리, 땅콩 1/4컵, 우유 1컵, 불린 찹쌀 1/2컵, 잣 1큰술, 양파 1/4개, 대파 1개, 통마늘 1통, 검은깨 1큰술, 호두 30g, 감자 1/2개, 꼬챙이, 소금

만드는 법

1. 닭을 깨끗이 손질한 다음 뱃속에 불린 찹쌀 3큰술, 인삼, 은행, 마늘 3쪽을 넣고 내용물이 빠지지 않도록 다리를 꼬거나, 꼬챙이로 꽂는다.
2. 황기, 대추, 마늘, 양파, 대파를 냄비에 담고 물 20컵을 부어 끓으면 불을 약하게 줄여 은근히 끓여 맛을 우려내고 체에 밭쳐 국물을 만든다.
3. 땅콩, 우유, 잣, 호두, 감자, 불린 찹쌀 남은 것을 믹서에 곱게 갈아 놓는다.
4. '2'의 국물에 '1'의 닭을 넣고 끓여 익힌 다음 '3'의 갈아놓은 재료를 넣어 다시 끓인다.
5. '4'가 끓으면 소금 간을 하고 뚝배기에 담아 검은깨, 썰어 둔 대파, 잣을 고명으로 얹어 내면 고소하고 국물이 걸쭉한 삼계탕이 된다.

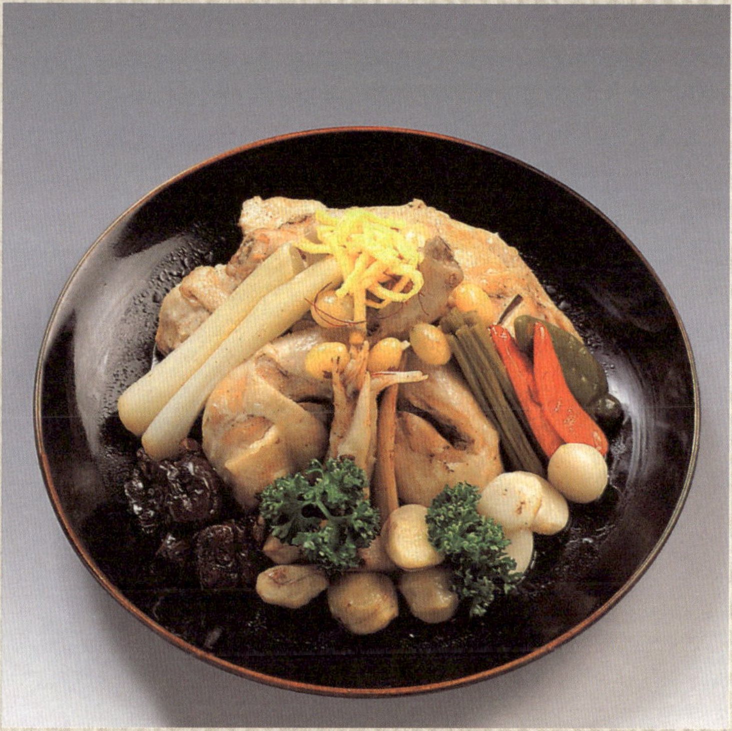

필찜닭

재료

닭 1마리(1.2kg), 밤 8개, 수삼 2뿌리, 마늘종이나 그린빈스 마늘 8쪽, 대파 2개, 대추, 굵은소금, 후추, 쿠킹포일, 은박 도시락 4개

만드는 법

1. 닭은 깨끗이 씻어 4등분하여 물기를 닦아 후추를 뿌려 놓는다.
2. 마늘과 밤은 편으로 썰고 대파, 마늘종은 5cm 길이로 자른다. 수삼은 길이로 반을 가르고 대추는 돌려 깎아 썬다.
3. 은박 도시락에 '1'의 닭을 깔고 위에 마늘, 대파, 마늘종, 인삼, 썬 밤, 대추 등을 소복이 얹고 소금을 솔솔 뿌려 준다.
4. '3'에 은박 도시락 뚜껑을 덮은 후 쿠킹포일로 가로, 세로를 3번씩 돌려 감아 가스레인지에 얹고 불을 약하게 하여 20분 정도 구워 낸다. 익는 동안 마늘과 파의 향, 구수한 닭 익는 냄새가 식욕을 돋워 준다.

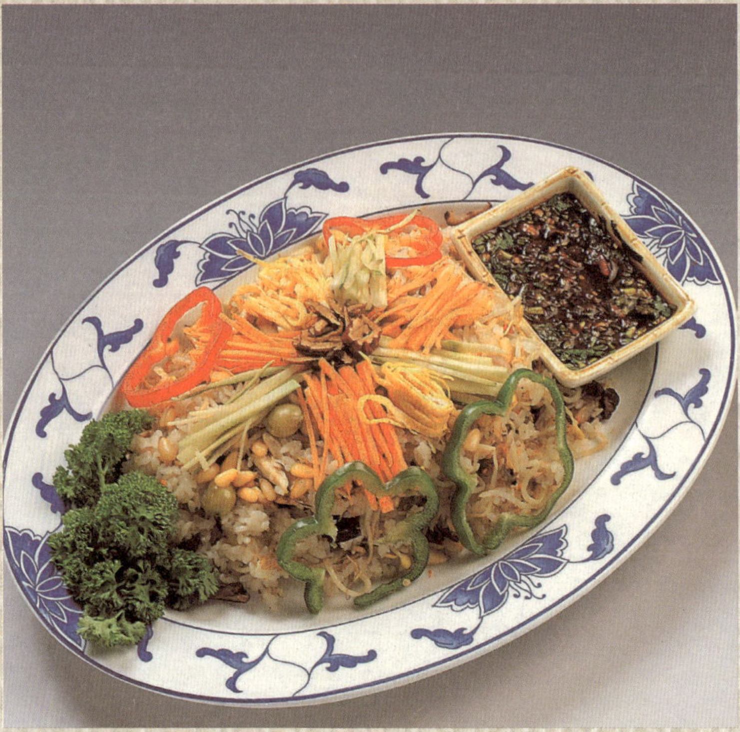

닭고기 비빔밥

재료

닭 1마리(1kg), 현미 4컵, 잣 1큰술, 밤 5개, 대추 5개, 콩나물 400g, 상추 100g, 오이 2개, 마늘 1통, 들기름 1/2큰술, 김 가루 1컵, 인삼 1뿌리, 간장 약간

만드는 법

1. 닭은 깨끗이 씻어 인삼 1뿌리를 갈아 넣어 삶은 다음 살만 뜯어 찢어 놓는다.
2. 냄비에 닭살과 불린 현미(5시간), 잣, 밤, 대추를 썰어 넣고 닭 국물로 밥물을 부어 끓으면 불을 줄여 뜸을 들인다.
3. 콩나물은 소금을 넣어 삶아 건지고 오이는 채 썰어 놓는다.
4. 상추를 잘게 썰어 마늘, 간장, 들기름을 섞어 양념장을 만든다.
5. 그릇에 닭고기 밥을 담고 위에 콩나물, 오이채, 김 가루를 얹고 '4'의 양념으로 비벼 먹는다.

고기 먹는 채식

초판 1쇄 인쇄•2015년 3월 20일
초판 1쇄 발행•2015년 3월 30일

지은이•수선태
펴낸이•권순기 | 경영•김명주
편집•김종길[책임편집], 이은애[국어문화원] | 디자인•김성은
사진자료 제공•한우자조금위원회, 한돈자조금위원회, 닭고기자조금위원회, 한국관광공사(20쪽, 174쪽)

펴낸곳•경상대학교출판부
주소•경남 진주시 진주대로 501
전화•055) 772-0801~2
FAX•055) 772-0809
E-mail•gspress@gnu.ac.kr
홈페이지•http://gspress.gnu.ac.kr
등록•1989년 1월 7일 제16호

지앤유 는 국립 경상대학교출판부의 교양도서 브랜드입니다.

• 책값은 뒤표지에 있습니다.

이 도서의 국립중앙도서관 출판시도서목록(CIP)은 서지정보유통지원시스템 홈페이지(http://seoji.nl.go.kr)와 국가자료공동목록시스템(http://www.nl.go.kr/kolisnet)에서 이용하실 수 있습니다.
(CIP제어번호: CIP2015008397)